Hermann Glaser

ERFOLGREICHE WUNDBEHANDLUNG

Hermann Glaser

ERFOLGREICHE WUNDBEHANDLUNG

Aus der Praxis
der anthroposophisch
erweiterten
Krankenpflege

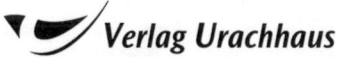
Verlag Urachhaus

Der Autor:

Hermann Glaser, geb. 1966, Abitur 1985, Zivildienst im Altenpflegeheim. Ausbildung zum Krankenpfleger. Seit 1990 Pfleger in der Filderklinik, Stuttgart. Tätigkeit in der Mitarbeiter-Fortbildung, der angeschlossenen Krankenpflegeschule und in öffentlichen Seminaren. Mehrere Veröffentlichungen zur anthroposophisch erweiterten Krankenpflege. Hermann Glaser ist verheiratet und Vater von drei Kindern.

ISBN 3-8251-7340-2

Erschienen 2000 im Verlag Urachhaus
© 2000 Verlag Freies Geistesleben & Urachhaus GmbH
Zeichnung Seite 18: Edgar Bayer
Umschlagmotiv: Dorothea Templeton
Druck: Offizin Chr. Scheufele, Stuttgart

INHALT

VIII. KAPITEL

VORWORT

Es gibt wohl kaum einen Bereich innerhalb der Medizin, der so alt ist wie die Wundversorgung und Wundbehandlung. Er ist so alt wie die Menschheit selbst, und wohl jeder Mensch, sowohl heute wie in der Vergangenheit, hat schon einmal am eigenen Leib die Wunde und das Wundsein erfahren.

Gegenüber der Um- und Außenwelt ist der Mensch abgeschirmt und geschützt durch seine Haut. Sie bewirkt eine Grenzbildung und erlaubt ihm seine Eigenheit zu bewahren.

In den allermeisten Fällen ist die Ursache einer Wunde durch äußere verletzende Einwirkung bestimmt; seltener aufgrund innerer Bedingungen und Krankheiten.

Mit dem Auftreten einer Wunde wird in einem kleinen Bereich die notwendige Grenzbildung zwischen Außen- und Innenwelt aufgehoben. Dies bewirkt nun, dass im Organismus sofort Kräfte aufgerufen werden, die die Aufgabe haben, die Unversehrtheit wieder herzustellen und die offene Wunde zu schließen. Die »Ganzheit«, die in einem Bereich zerstört wurde, wird wieder heil.

An diese Heilkräfte, die jedem lebenden Organismus innewohnen, wendet man sich in Wirklichkeit mit jeder Wundversorgung und -behandlung. Zum einen versucht man im Wundbereich Bedingungen und ein Milieu herbeizuführen, das dem Wirken dieser Heilkräfte entgegen kommt, zum anderen versucht man durch entsprechende Anwendungen und Substanzen diese Heilkräfte direkt anzuregen.

Sowohl in den frühen Menschheitskulturen wie auch insbesondere heute noch bei den Naturvölkern findet sich ein reiches Wissen und ein enormer Erfahrungsschatz in der Wundbehandlung, wobei gerade Heilpflanzen einen großen Stellenwert innehaben.

Durch die eigene Naturverbundenheit und das instinktive Wissen, wie die Lebenskräfte und Heilkräfte des Organismus in inniger Verwandtschaft mit dem Pflanzenreich der Natur stehen, konnte dieser Erfahrungsschatz erworben werden.

Als Angehöriger unserer heutigen zivilisierten Welt, in der die unmittelbare, gegebene Naturverbundenheit des Menschen ver-

loren gegangen ist, kann man nur staunend auf dieses überliefer-
te Erfahrungswissen blicken.

Mit unserer heutigen, in den zivilisierten Ländern entwickel-
ten Denk- und Vorstellungswelt, die nicht durch das *mit* und
in der Natur leben geprägt ist, sondern sich an dem Nachden-
ken *über* die Natur und deren analytischer Erforschung orientiert, wurde eine neue Begründung der Behandlung, die sich
auf die materiellen Vorgänge stützt, entwickelt. Dabei haben
wir aber allmählich den Zugang zu diesem älteren Wissen über
die Verwandtschaft des Menschen und seiner Heilkräfte mit
der uns umgebenden Natur verloren. Heute können wir die
Brücke zu den seit altersher bekannten Heilpflanzen nur noch
in reduzierter Form über die bei ihnen zu isolierenden Wirkstoffe finden.

Eine zukünftige Medizin wird aber über die stofflich-materi-
ellen Beziehungen hinaus aufzeigen, welche prozessualen Zu-
sammenhänge zwischen den Bildekräften, die sich in den Heilpflanzen offenbaren, und den Heilkräften im Menschen bestehen.

Bereits bei Paracelsus können wir in seinen drei Prinzipien »Sal
– Merkur – Sulfur« entsprechende Ansätze finden. Aber erst in
der Anthroposophischen Medizin wird, unter Einbeziehung
der heutigen naturwissenschaftlich gewonnenen medizinischen
Erkenntnisse, ein neuer Zugang zu den komplexen Verwandt-
schaftsbeziehungen des Menschen zur Natur ermöglicht.

In dem vorliegenden Buch wird dies beispielhaft im Hinblick
auf den Wundbereich dargestellt. Altbekannte und bewährte
Maßnahmen und Anwendungen können so mit unserem heutigen Bewusstsein erkenntnismäßig erfasst und durchschaut
werden. In der anthroposophisch-menschenkundlichen Betrachtung erscheinen sie in einem neuen Licht, in dem Zusam-
menhänge und Gemeinsamkeiten zwischen der Wunde, ihrer
Heilung und der Natur aufgedeckt werden. So öffnet sich ein
neuer Zugang zu der Wundbehandlung. Besonders anschau-
lich und ausführlich wird dies in Bezug zum Kohl und Honig
beschrieben.

Der Autor, ein erfahrener Krankenpfleger an der Filderklinik
bei Stuttgart, verfügt über große praktische Erfahrung. Diese
immer wieder in seinen Ausführungen sprechen zu lassen, ist
ihm in wohltuender Weise gelungen.

Ich wünsche diesem Buch eine weite Verbreitung, sowohl unter
den medizinisch Tätigen – den Pflegenden und der Ärzteschaft –

wie aber auch den interessierten Nichtmedizinern; denn es trägt dazu bei, unser Wissen über die Wunde, ihre Versorgung, Behandlung und Heilung zum Wohle der Betroffenen zu erweitern.

Dr. med. Andreas Goyert, Filderstadt

EINLEITUNG

Unter chronischen Wunden versteht man Defekte der Haut, die innerhalb von acht Wochen unter üblicher Behandlung nicht heilen.

In der überwiegenden Zahl der Fälle stellen chronische Wunden das letzte Stadium einer fortschreitenden Gewebezerstörung infolge venöser, arterieller oder stoffwechselbedingter Gefäßleiden, von Druckschädigungen, Strahlenschäden oder Tumoren dar. Entsprechend der Ursachen sind vor allem ältere Menschen von ihnen betroffen.

Im Jahr 1991 litten in Deutschland 1,2 Millionen Patienten an einem Ulcus cruris venosum, 320.000 Patienten an einem Ulcus cruris arteriosum und 800.000 Patienten an einem Dekubitalgeschwür. Statistisch wurden diese Patienten mehr als 1,6 Millionen Tage im Krankenhaus behandelt. Durchschnittlich werden für den einzelnen Dekubitus-Patienten ca. 70 Krankenhaus-Verweiltage ausgewiesen. Die jährliche Summe für die Dekubitusbehandlung in den alten Bundesländern wurde 1990 auf 675 Millionen DM geschätzt.

Dekubitalgeschwüre sind einer der ältesten bekannten Krankheitsbefunde. Zu den frühesten Aufzeichnungen gehört der Smith-Papyrus (1500-2000 v.Chr.), in dem sie genau beschrieben sind und berichtet wird, wie sie mit Honig und anderem behandelt wurden.

Hier ein Zitat daraus:

»Behandlung einer Wunde (1. Tag):

Der Heiler sollte frisches Fleisch auf die Wunde bringen, falls sie stark blutet, muss man sie mit Feuer ausbrennen.

...

Wenn sich die Wunde über dem Sekretausfluss verschließt, sollte man sie mit Fett und zerdrückten Erbsen bandagieren.«

Natürlich unterlag die Behandlung solcher Wunden dem Wandel der Zeit. In folgender Tabelle ist ein Überblick über aufgezeichnete Methoden und verwendete Substanzen der letzten 500 Jahre gegeben.

Während man noch in den sechziger Jahren Wunden trocken behandelte, geeist und geföhnt hat oder ähnliches, ließen Studi-

Autor	Jahr	Behandlung der Wunden
Joannes de Ketham	1491	Olivenöl, Honig, Gummi Arabicum, Weihrauch
Ambroise Paré	1584	Entfernung der Nekrose, Nähen, kein kochendes Öl
Dominique Jean Larrey	1814	Öl, Honig, Schwefel- und Quecksilbersalze
Astley Cooper	1825	Wein, Essigsäure
James Syme	1832	Zinksulfat, Essigsäure, Quecksilberhydrochlorid
Joseph Lister	1884	Ammoniumsalze, Zink, Antiseptika
Alexis Carrel	1910	Natriumhypochlorit
William Halstead	1917	Silbersalze, Quecksilberhydrochlorid, Natriumhypochlorit
Hamilton Bailey	1947	Penicillin, Natriumhypochlorit, Allantoin
George Crile, Jr.	1947	Penicillin, Essigsäure

en das Bewusstsein dafür erwachen, dass Wunden bei feuchter Behandlung doppelt so schnell heilen.

Seitdem werden neue Verbandsmaterialien entwickelt und gefertigt, und leicht könnte man übersehen, dass viele Naturmaterialien, wie sie schon vor 3000 Jahren verwendet wurden, interessante, kostengünstige Möglichkeiten bieten.

Dieses Buch soll allen, die mit der Versorgung »schwieriger« Wunden betraut sind, vor allem Pflegenden und Ärzten Anregungen anbieten, die sich aus der Betrachtung moderner schulmedizinischer Behandlungsmethoden und möglicher Alternativen vor dem Hintergrund des anthroposophischen Menschenbildes entwickeln lassen.

Dem Beschriebenen liegen Erfahrungen zugrunde, die über viele Jahre hinweg auf einer internistischen Pflegestation der Filderklinik im Umgang mit Problemwunden gesammelt werden konnten. Es soll Interesse wecken für einen wachen Umgang mit dem »Geheimnis« jeder einzelnen Wunde.

Wunde und Haut

Die Wunde entsteht durch eine begrenzte oder flächenhafte Gewebszerstörung. Sie ist im hier gemeinten Sinn eine Schädigung der Körperoberfläche und der darunterliegenden Gewebsschichten.

Mit einer Oberfläche von 1,5 bis 1,8 Quadratmetern und einem Gesamtgewicht von ca. 3 Kilogramm (allein bezogen auf Ober- und Lederhaut, ohne das Unterhautfettgewebe!) ist die Haut das größte Organ des menschlichen Körpers, in dem ungefähr ein Drittel des Gesamtblutvolumens zirkuliert.

Auf nur einem Quadratzentimeter Fläche befinden sich durchschnittlich 15 Talgdrüsen, 100 Schweißdrüsen, 150 Nervenendigungen und Blutgefäße mit einer Gesamtlänge von etwa einem Meter, die rund 6 Millionen Zellen versorgen. Hier herrscht eine intensive Aktivität.

Der Prozess der Erneuerung der Oberhaut von der Basalzellschicht bis zur Abschilferung von der Hornschicht dauert normalerweise etwa vier Wochen und erfordert ungefähr 20 Prozent unseres täglichen Eiweißbedarfs.

I. KAPITEL

Die drei Grundprinzipien in
Natur und Mensch

Um nun eine erste systematische Methode der Wundbetrachtung zu entwickeln, die eine recht einfach nachzuvollziehende Heilmittelwahl folgen lässt, möchte ich in der hier erlaubten Kürze auf die im anthroposophischen Welt- und Menschenbild verankerte Dreigliederungsidee aufmerksam machen.

Der Dreigliederungsgedanke im anthroposophischen Menschenbild

Paracelsus sagt: »Was zu Asche wird auf der Welt, das ist Sal, was raucht, ist Mercurium, was brennt, ist Sulphur.«

Greift man dieses Bild eines lodernden Feuers auf, lassen sich die dabei ablaufenden Grundprozesse und ihre jeweiligen Folgen so beschreiben:

- Sulphur – das entspricht hier der Flamme des Feuers an sich. Wärme und Licht durchdringen und verwandeln den Stoff, verfeinern ihn; durch die enorme Bewegung ist eine Gestaltung eigentlich nicht wahrnehmbar, die Form löst sich auf. Zu sehen ist ein hell durchlichteter, sehr bewegter, flüchtiger Prozess.

Wärme und Licht verwandeln den Stoff

- Mercur – das entspricht hier dem entstehenden Rauch und Dampf:
  Man nimmt wahr ein Schwingen zwischen Verdichtung und Auflösung, zwischen Zusammenziehung und Ausdehnung und eine ständige Gestaltverwandlung. Schwebend-fließend metamorphosieren die entstehenden Wolkenformen. Das Geschehen bleibt bewegt, veränderlich.

Ständige Gestaltverwandlung

- Der Salprozess wird erkennbar, wenn das Feuer erloschen ist. Wärme und Licht als unwägbare Elemente sind frei geworden. Der Stoff hat sich verdichtet, ist hart, trocken, spröde und bleibt als Kohlenstoffgerüst, Kohle oder Asche zurück. Ergebnis ist also etwas Dunkles, Starres, Festes und somit auch Dauerhaftes.

Verdichtung des Stoffs

Sucht man diese Qualitäten im Pflanzenreich wiederzufinden, wird man folgende Zuordnung treffen können:

- Die frische, leuchtende Blüte (später auch die aromatische Frucht) ist das Zentrum der verfeinernden Sulphurprozesse.

Sulphurprozesse im Pflanzenreich

Duft und Farbe sind Ausdruck der sich verströmenden Imponderabilien (des Unwägbaren). Luft, Licht und Wärme sind die bestimmenden Elemente.

Die welkende vertrocknende Blüte ist schon vom Sal-Prozess ergriffen.

Rhythmische Prozesse von Atmung und Säftestrom

- Die harmonische Gliederung der Blätter am elastisch sich nach oben schwingenden Stengel, worin die rhythmischen Prozesse der Atmung und des Säftestroms spielen, ist als Mitte zwischen dem himmelwärts strebenden Blütenkelch und den sich im Erdreich verankernden Wurzeln Mercur zuzuschreiben. Wie dessen Flügel schwingen die Blattgebilde im Wind. Luft und Wasser begegnen sich hier.

Verdichtender Sal-Prozess

- Die Festigkeit der Wurzel (beim Baum auch vor allem der Rinde) zeugt vom in ihr waltenden Verdichtungs-Sal-Prozess. Trocken-strukturiert, sich durch die Härte gestaltlich von der Umgebung abgrenzend, nehmen die Würzelchen in der Kälte des Bodens doch wahr, welche Stoffe (Mineralien) aufzunehmen, einzuverleiben sind, um das Pflanzengerüst stabil aufbauen zu können. Das Feste schützt und stützt so das Wässrig-Lebendige.

Entsprechungen im Menschen

Auf diesem Hintergrund finden wir leicht die Entsprechungen im Menschen als Gesamtorganismus, aber auch in seinen Gliedern, in jedem Organ – eben auch der Haut. Jedes Teil enthält die Qualitäten des Ganzen.

In Tabelle 2 sind die Charakterisierungen gegenübergestellt, die darauf hinweisen, dass

Stoffwechselprozess

- überall, wo Stoffwechselprozesse ablaufen, das Sulphurische wirkt, sei es in den innerlich gelegenen, warm und weich umhüllten Organen oder in den Muskeln im Gliedmaßenbereich;

Herz-Kreislauf

- Atmung und Kreislauf – ob zentral in Herz und Lunge oder ganz peripher wie zum Beispiel im kleinen Finger – mercuriell-schwingende Prozesse sind;

Verdichtung der Nervernsubstanz

- Nerven- und Sinnesfunktionen Ausdruck sind des Sal-Prinzips. Wahrnehmung und konzentrierendes Bewusstsein brauchen kühle Ruhe. Die Nervensubstanz ist ja bekanntlich auch der Teil unseres Körpers, der zeitlebens verdichtet, abgebaut wird, weil er kaum mehr eine Regenerationsfähigkeit besitzt – ganz im Gegensatz zu den lebenstrotzenden Organen wie beispielsweise der Leber.

Tabelle 2: **Die drei Grundprozesse in Natur und Mensch**

»Was zu Asche wird auf der Welt, das ist SAL, was raucht MERCUR, was brennt, ist SULPHUR.« (Paracelsus)

	Asche/Kohle	Rauch	Flammen
PROZESS	Unwägbares (Wärme, Licht) wird frei; der Stoff verdichtet sich, wird hart, spröde	Schwingen zwischen Verdichtung und Auflösung; ständige Gestaltveränderung (Metamorphose)	Wärme und Licht durchdringen und verfeinern den Stoff, die Gestalt löst sich auf
ERGEBNIS	was übrig bleibt, ist dunkel, matt starr, unbewegt fest beständig kalt	der Prozess bleibt wechselnd elastisch bewegt veränderlich	was entsteht, ist hell, durchlichtet sehr beweglich flüchtig vergänglich warm/heiß
PFLANZENPROZESS	Wurzel (Stamm)	Blatt	Blüte (Frucht)
ENTSPRECHENDE SUBSTANZEN	Gerbstoffe	Saponine, Schleimstoffe	ätherische Öle, Cumarine
PROZESSE IM MENSCHEN (ALSO AUCH IN DER HAUT)	Wärmeabstrahlung stofflicher Abbau, Absterben gestaltliche Abgrenzung Substanzverdichtung wenig Bewegung, Ruhe **NERVEN- + SINNESTÄTIGKEIT**	Wärmeausgleich Maß halten Gliederung Substanzaustausch gleichmäßiges Schwingen **ATMUNG + KREISLAUF**	»Energiespeicherung« stofflicher Aufbau, Wachstum »weiche« Gestalt, Hüllebildung Substanzverfeinerung viel Bewegung **STOFFWECHSEL + BEWEGUNG**

17

Die funktionelle Dreigliederung der Haut

Wenden wir uns nun der Anatomie und Physiologie der Haut zu, so sind wiederum deutlich die drei Grundprozesse Sal, Mercur und Sulphur zu unterscheiden.

Um hier leichter den Überblick zu gewinnen, werden die wesentlichen Strukturen und Funktionen tabellarisch aufgereiht. Die Abbildung 1 (Schnitt durch Haut und Unterhautgewebe) hilft, die räumliche Anordnung nachzuvollziehen.

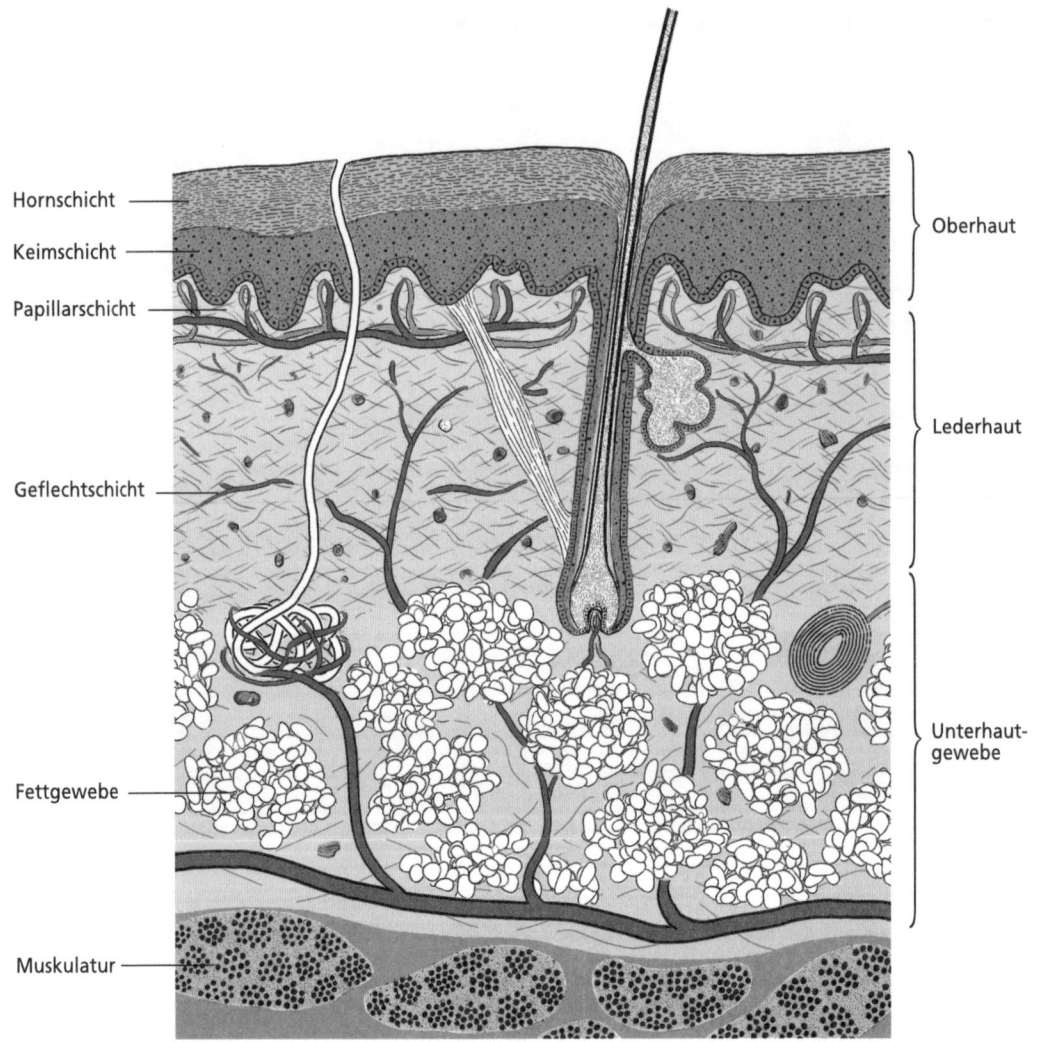

Abbildung 1

Tabelle 3

| Haarkleid | regelt die Wärmeabstrahlung/Wärmeisolation |
| Säuremantel und physiologische Hautkeimbesiedlung | Bakterienabwehr bzw. Schutz vor Schädigung |

OBERHAUT (Epidermis):

Leistenmuster (der Innenhände und Fußsohlen)	Ausdruck der individuellen »Eigenart« (vgl. Fingerabdruck)
Horn- und Fettlamellenschicht	Grenze, Festigkeit, Formgebung Schutz gegen physikalische, chemische und bakterielle Einwirkungen (leibliche Integrität)
Langerhans-Zellen	immunologische Abwehr
freie Nervenendungen	Schmerzempfindung
Melanozyten in der Keimschicht	Pigmentbildung als Reaktion auf Licht und Strahlung
Lamellenkörperchen, Merkelsche Tastscheiben und Meißnersche Tastkörperchen	Druckempfindung und Berührungsempfindung

◆ verhornendes Plattenepithel

→ **wahrnehmende Außenweltorientierung + Substanzverdichtung = SAL-Prozess = Nerven-Sinnes-System**

| Übergang: Papillarschicht | Begegnung von Blut und Nerv |

OBERE LEDERHAUT (Corium):*

| viele Blut- und Lymphgefäße | Hautfärbung als seelisch-leibliche Reaktion (Erröten/Blass-werden) Wärmeregulation |

◆ zugfestes, elastisches Bindegewebe (Kollagen und Elastin) und schleimartige Grundsubstanz aus Eiweißen und Salzen

→ **Zirkulations- und Atmungsprozesse = MERCUR-Prozess = Rhythmisches System**

* Die Dicke von Oberhaut und Lederhaut zusammen beträgt zwischen ein und vier Millimeter.

UNTERE LEDERHAUT:

Übergang: Haarwurzelzone	Verbindung von Innen- und Außenwelt
Talgdrüsen	Geschmeidigkeit (Verwandtschaft zur Leber)
Schweißdrüsen	Regulation von Wärme-, Salz- und Wasserhaushalt (Verwandtschaft zu den Nieren)

UNTERHAUT (Subcutis):

◆ Fettgewebe   Wärmeisolation, Energiespeicher
weiche Auspolsterung

→ **Substanzaufbau im Körperinneren
= SULPHUR-Prozess = Stoffwechsel-System**

Übergang: Zone der Verschieblichkeit, Beweglichkeit (zum Beispiel mimische Muskulatur)

Auf die Haut folgen in Richtung Körperinneres:
MUSKELN, BÄNDER, SEHNEN
PERIOST
KNOCHEN

Wundheilungsprozesse unterstützen

Drei Phasen der Wundheilung
Wie lassen sich nun die gewonnenen Erkenntnisse in eine Wundbehandlungs-Strategie einbinden? Wir greifen hierfür das gängigste Betrachtungsmodell auf und unterscheiden die drei Phasen der Wundheilung. Nach der Zuordnung dieser Prozesse auf Grund der Hautebene und der jeweils ablaufenden Vorgänge zu den drei Grundprinzipien in Natur und Mensch können wir zu ersten Heilmittel-Angaben vordringen.
Phasengerechte Wundbehandlung heißt: die Begleitung einer schon in Gang gekommenen Wundheilung.

A. Exsudations-/Reinigungsphase, auch Substratphase oder Entzündungsphase genannt

Allgemein lässt sich hier eine starke Sekretion beobachten.
Zuerst findet eine kurzzeitige Gefäßweitstellung statt (durch

das Histamin, das die Mastzellen jetzt abgeben). Die Wunde füllt sich mit Blut.

Die austretende Gewebeflüssigkeit führt zum Wundödem. Bekannt ist dieser Vorgang jedem durch das Geschehen, das einem Wespenstich folgt.

Erste Prozesse in der Wunde

Jetzt erfolgt eine Gefäßverengung, die Wunde verklebt durch die Gerinnungsvorgänge.

Die umliegenden Blutgefäße erweitern sich und werden durchlässiger.

Elastase und Kollagenase werden freigesetzt und bauen Eiweiße und andere Moleküle toter Zellen ab.

Abwehrzellen (neutrophile Granulozyten/Makrophagen) wandern ein, bauen Bakterien und Nekrosen ab und schütten Zell-Wachstumsfaktoren und zusätzlich Kollagenase aus.

Physiologischerweise bildet sich aus Bluteiweißen ein Film oder eine Kruste, der/die die Wunde bedeckt.

→ Es entsteht das Bild befeuernd-auflösender Stoffwechsel-Sulphurprozesse vor allem im Bereich der Subcutis und des unteren Corium.

Unterstützung durch Blütenpräparate

Da wir im Vorangehenden den Bezug des Sulphurischen zum oberen Teil der Pflanzen festgestellt haben, wird erklärbar, dass in dieser Phase eine Unterstützung möglich wird durch Blütenpräparate, zum Beispiel den Tee von Kamille, Gänseblümchen, gelber Taubnessel oder Holunderblüten, Ringelblumentee oder -essenz, Honig und ähnliches.

Verbindung des Sulphurischen mit dem Mercuriellen

Ein zur nächsten Phase überleitendes Heilmittel ist der Weißkohl. Er ist eine Blattknospe, liegt also seiner Qualität nach zwischen Sulphur und Mercur. Auch Rosmarin, Melisse oder Basilikum sind hier anwendbar. Diese aromatisch-blütenhaft duftenden Blätter stellen ebenfalls eine Verbindung des Sulphurischen mit dem Mercuriellen dar.

B. Proliferations-/Granulationsphase, auch Fibroblastische Kollagenphase genannt

Zwei gegensätzliche Prozesse verbinden sich

Wir beobachten zwei eher gegensätzliche Prozesse, die sich vermittelnd verbinden. Zunächst die auf Expansion gerichtete Angiogenese (Kapillaren und Bindegewebszellen [Fibroblasten] sprossen ins Wundbett ein): das Granulationsgewebe entsteht (unter jedem Granulathöcker liegt eine neue Kapillare).

Schrumpfung der Wunde	Der zweite Schritt, der Aufbau von Kollagenfasern (unter Einwirkung von Vitamin C, Sauerstoff, Eisen und anderem) zur extrazellulären Matrix, führt in der Folge zur Schrumpfung der Wunde.[*]

→ Hier spielt sich also ein mercurieller Prozess, im oberen Corium beheimatet, ab.

Blatt-Applikationen und Ackerschatelhalm	Eine Unterstützung wird möglich durch mercuriell wirksame Blatt-Applikationen, zum Beispiel von Huflattich, Frauenmantel, Wegerich, Verbascum, Salbei, Hauswurz und anderen. Ein zur folgenden Phase überleitendes Heilmittel ist der Ackerschachtelhalm. Er ist eigentlich nur ein Stengelgebilde und tendiert so schon von der Mitte weg zur linear strukturierten Sal-Wurzel-Region.[**] Die Zwiebel, die zwischen Wurzel und Blatt liegt (aber auch einen recht sulphurisch-brennenden Anteil hat), ist ebenso in diesem Zwischenbereich des Mercuriell-Salhaften anzusiedeln.[***]

C. Reparations-/Regenerations-/Epithelisierungsphase

Bildung von Epithelgewebe	Die gewebespezifische Reparation ist nur in den Epithelien der Haut und des Darmes möglich, ansonsten kann nur noch eine Regeneration stattfinden. Die Epithelisierung erfolgt vom Wundrand aus oder über Epithelinseln.[****]

[*] Die Wundkontraktion kann bei sauberen schlitzförmigen Wunden durch Adaption der Wundränder mit Klammerpflasterstreifen unterstützt werden.

[**] Das Zinnkraut, wie der Ackerschachtelhalm auch genannt wird, kann man beispielsweise im Sieb über kochendem Wasser erweichen, in ein Leinentüchlein packen und auflegen. Diese Anwendung ist auch äußerst wirksam bei oberflächlichen Ablederungswunden, wie sie zum Beispiel bei durch langfristige Behandlung mit Kortison-haltigen Salben geschädigter Haut leicht entstehen (oft beim Entfernen von Pflastern etc.).

[***] Die Zwiebel hat durch ihre sulphurische Qualität eine stark granulations- und durchblutungsfördernde Kraft. Nach Wilhelm Pelikan »sendet (der zerriebene Zwiebelbrei) die Zellteilung stark fördernde Strahlen (Gurwitschstrahlung) aus«.
Ihr Sal-Anteil unterstützt aber gleichzeitig eine Klärung und ordentliche Strukturierung im Gewebeaufbau.

[****] Häufig wird heute die Epithelisierung durch Meshgraft-Hauttransplantationen beschleunigt.

Die epidermale Regeneration einer Wunde ist ein komplexer Vorgang, bei dem übriggebliebene Epithelzellen (aus den Haarfollikeln, Schweiß- und Talgdrüsen) in einer integrierten Art und Weise rasch zu einer intakten Epidermis anwachsen.

Wie geht die Regeneration vor sich?

Das Bindegewebe wird zellärmer und faserreicher (man sagt, »es reift aus«) und wird so belastbarer.

Die Narbe festigt sich[*], dies führt zu einer weiteren Wundkontraktion.

Die Pigmentzellen schwärmen viel später als die Epithelzellen und Langerhans-Zellen in das gesundende Gebiet ein.

→ Der verdichtende Salprozess der epidermalen Zone wird deutlich.

Unterstützung ist in dieser Phase möglich durch Wurzel- und Rindenpräparate, zum Beispiel von Eichenrinde, Ratanhiawurzel, Hamamelis und Kompression mit elastischen Binden (vgl.[*]).

Unterstützung durch Wurzel- und Rindenpräparate

Für die Pflege des neu entstandenen Epithel-/Narbengewebes eignen sich vor allem fette Öle aus Samen wie zum Beispiel von Rizinus, Leinsamen, Mandeln oder Oliven.

---

[*] 3-4 Wochen nach der abgeschlossenen Reepithelisierung droht (nach Zerstörung des Stratum reticulare – erkennbar an der eher weißlich-buntscheckigen Färbung der Wunde und mangelnder spontaner Kapillarfüllung) die Bildung einer Narbenhypertrophie, da bei einer überschießenden Bildung von Kollagen dieses ohne Gegendruck zu harten knotigen Gebilden heranwächst. Bei großen Narbenbildungen sollte daher über (unter Umständen bis zu 18) Monate hinweg kontinuierlich von außen komprimiert werden, bis die Narbe ausgereift ist. Dies unterstützt auch die Ausrichtung der Kollagenfasern zum parallelverlaufenden Bindegewebe.

Myofibroblasten spielen für die Wundkontraktion eine wichtige Rolle. Ist die Kontraktion abgeschlossen und die Wunde vollständig epithelisiert, verschwinden diese. Die Narbe ist dann aus typischen Fibroblasten und gut entwickeltem rauem endoplasmatischem Reticulum zusammengesetzt. In hypertrophen Narben dauert der Ausstoß von leichtem alpha-Muskelaktin in Myofibroblasten an.

Tabelle 4: **Wundheilungsprozesse unterstützen** (phasengerechte Wundbehandlung)

A. ENTZÜNDUNGS-/EXSUDATIONS-/REINIGUNGS-/SUBSTRATPHASE

- erst kurzzeitige Gefäßweitstellung ➤ die Wunde füllt sich mit Blut
- die austretende Gewebeflüssigkeit führt zum Wundödem

- dann Gefäßverengung ➤ die Wunde verklebt durch die Gerinnungsvorgänge

- die umliegenden Blutgefäße erweitern sich und werden durchlässiger

- Abwehrzellen wandern ein, bauen Bakterien und Nekrosen ab und schütten Zell-Wachstums-faktoren und Kollagenase aus

➔ **Sulphurprozess im Bereich der Subcutis und des unteren Corium**

Unterstützung ist möglich durch Blütenpräparate (z.B. Tee von Kamille, Gänseblümchen, gelber Taubnessel oder Holunderblüten, Ringelblumentee oder -essenz, Honig).

Überleitende Heilmittel sind Weißkohl (Blattknospe!) und Rosmarin (blütenhaft duftende Blätter).

B. PROLIFERATIONS-/GRANULATIONS-/FIBROBLASTISCHE KOLLAGENPHASE

- Angiogenese (Kapillaren und Bindegewebszellen [Fibroblasten] sprossen ins Wundbett ein)
➤ Granulationsgewebe entsteht

- Aufbau von Kollagenfasern ➤ Schrumpfung der Wunde

➔ **Mercurieller Prozess im Bereich des oberen Corium**

Unterstützung ist möglich durch Blatt-Applikationen (z.B. Frauenmantel, Huflattich, Wegerich, Verbascum, Salbei, Hauswurz).

Überleitende Heilmittel sind Ackerschachtelhalm (Stengel!) und Zwiebel (Sulphurprozess im Wurzelbereich).

C. REPARATIONS-/REGENERATIONS-/EPITHELISIERUNGSPHASE

- Epithelisierung vom Wundrand aus und über Epithelinseln

- das Bindegewebe wird zellärmer und faserreicher (= reift aus) und so belastbarer
- das Gewebe/die Narbe festigt sich
➤ weitere Wundkontraktion

➔ **Salprozess im Bereich der Epidermis**

Unterstützung ist möglich durch Wurzel-/Rindenpräparate (z.B. Eichenrinde, Ratanhia, Hamamelis) und bei der Pflege des frischen Epithelgewebes durch Samenöle (z.B. Rizinus-, Lein-, Mandel- oder Olivenöl).

II. KAPITEL

Wundstadien

Die zweite Betrachtungsweise soll uns einen etwas komplexeren, aber umso spannenderen Weg aufzeigen.

Wir wollen Behandlungsmöglichkeiten nach dem Grad der fortschreitenden Wundentstehung suchen, das heißt, die Wunde hat sich bis zum jetzigen Zeitpunkt verschlechtert, ist noch als aktive, in der Entzündungsphase befindliche Wunde oder als stagnierende Wunde zu bezeichnen.

Wir schlagen jetzt also die Richtung einer nach dem Lokalbefund differenzierten Vorgehensweise ein und benennen in üblicher Weise den Schweregrad der Wunde. Nach der Beschreibung der jeweiligen pathologischen Prozesse folgt die Gliederung in vier Haupt- und neun Unterpunkte. Diesen lassen sich nachfolgend Ziele zuordnen, die uns zu den entsprechenden Maßnahmen und Substanzen führen.

Nach dem Lokalbefund differenzierte Vorgehensweise

In tabellarischer Aufreihung (Tabelle 5 und 6) lässt sich dieses Gerüst ähnlich einer Checkliste oder eines Standards verwenden, soll aber nur Anregungen liefern, keine fertigen Rezepte. Gerade die Neuschöpfung wundpflegerischer Maßnahmen muss als zentrales heilungsimpulsierendes Element erkannt und geübt werden.

Keine fertigen Rezepte

Die Schweregradeinteilung der Wundsituation orientiert sich vor allem an der Tiefenausdehnung. *

Schweregradeinteilung der Wundsituation

I. Die *Epidermis* ist noch geschlossen. Als Erstsymptom tritt meist eine Verhärtung auf, die Haut ist dann spröde, rissig, brüchig, schuppig oder auch gespannt-glänzend. Juckreiz entsteht. Eine Schädigung des Säure- bzw. Hydrolipid-Mantels ist Folge und weitere Ursache für die
• Austrocknung und den Verlust der Elastizität der Haut.

Verhärtung

Andererseits findet in feuchtem Milieu oft eine Erweichung der Haut statt. Sie ist dann mazeriert, erscheint bei mechanischer

Erweichung

---

* Bei größeren Wunden finden sich diese Stadien natürlich auch parallel nebeneinander.

25

Reibung leicht abgeschürft, krümelig. Dies führt zum
- Verlust von Stabilität, Spannkraft und Festigkeit.

Rötung Als nächster Schritt der Verschlechterung wird eine umschriebene Rötung sichtbar. Diese verschwindet auf leichten Druck hin. Ursache ist eine Hyperämie als Versuch der Gegenreaktion des Organismus und die lokale Überwärmung, daraus folgt aber auch im Wundgebiet selbst eine

Wärme - erhöhte Wärmeabstrahlung, ja sogar ein Wärmeverlust, während in der weiteren Umgebung häufig eher eine Auskühlung wahrnehmbar wird.

Ödem Als weiteres typisches Entzündungszeichen erscheint meist ein Ödem als Ausdruck einer
- Flüssigkeitsstauung. Der Formverlust des Gewebes ist die Konsequenz.

Hauptsymptom der ersten Prozesse ist die wundnahe *Überwärmung* bei meist peripherem *Wärmedefizit*.

II. Der Bereich des *Corium* wird teilweise frei, es findet sich ein Hautdefekt.

Schmerz Jetzt wird deutlich *Schmerz* wahrgenommen. Bei oberflächlicher Zerstörung der Cutis liegen eventuell die Nozirezeptoren frei, sodass schon ein Luftzug Schmerzen verursachen kann. Tiefe Wunden sind eher unempfindlich, weil diese Rezeptoren bereits zerstört sind.

Zunächst kann sich der Schaden in einer Abschürfung oder nur in einer geschlossenen Blasenbildung aussprechen. In unterschiedlicher Qualität findet sich in beiden Fällen eine Trennung der Hautschichten.

Blasenbildung Eine Blase umschließt ja Exsudat zwischen Epidermis und Corium, ist also erstes Zeichen eines echten
- Flüssigkeitsverlusts.

Wenn sich die Blasen öffnen, treten Blut und Lymphe aus. Dies geschieht beim
- Verlust der Elastizität in diesem Bereich der Haut.

Gefährliche Empfindungslosigkeit **III.** Ergreift das Wundgeschehen die *Subcutis*, tritt eine gefährliche *Empfindungslosigkeit* auf. Die Wunde wird jetzt allzuoft verdrängt, ignoriert, stört kaum mehr – zunächst! Findet eine Zerstörung der epithelialen Hautanhangsgebilde oder gar eine Taschenbildung statt, werden Muskeln, Bänder

Wundkrater und Sehnen sichtbar. Der Wundkrater erfasst unter Umständen sogar das Periost, die Knochenhaut.

26

Dies alles bedeutet ein
- Ersterben der Leibsubstanz.

Die Gefahr der Keimbesiedelung wächst, Eiterbildung durch Abwehrschwäche heißt:
- fremdes Leben tritt auf.

Unangenehme Gerüche entstehen.

Keimbesiedelung

IV. Schließlich endet ein ausgedehnter Gewebedefekt unter Umständen in einer Knochenbeteiligung. Nekrosen bilden sich oft schon recht frühzeitig.
- Die Körpersubstanz ist tot, wird sozusagen Außenwelt und zerfällt.

Nekrosen

Die *Kälte* der betroffenen Region ist der Indikator für diesen bedrohlichen Zustand.

Kälte

Notwendige Gegenprozesse als Lokaltherapie

Versuchen wir nun, Erfahrungen und Ideen zur alternativen Wundbehandlung als Impulse zur Umstimmung der jeweiligen Wundsituation zuzuordnen (Tabelle 6).

Die Lokaltherapie sekundär heilender Problemwunden zielt vor allem auf die Anregung der sieben Lebensprozesse:
- Atmung
- Wärmung
- Ernährung
- Absonderung
- Erhaltung
- Wachstum
- Reproduktion.

Lokaltherapie und Lebensprozesse

I. Im Bereich der *Epidermis* geht es primär darum, eine ausgeglichene *Wärmehülle* zu erhalten oder neu zu schaffen (vgl. 2a und 2b). Wärme an sich ist – wie aus dem Vorangehenden klar wird – natürlich für die gesamte Haut wichtig.

Hautpflege ist Wundprophylaxe. In diesem Sinn sei hier auf die Möglichkeiten hingewiesen, den ersten Stufen einer Hautschädigung entgegenzutreten (Forts. S. 31):

Wichtige Wärme

Tabelle 5: **Wundstadien**

Gradeinteilung nach der Tiefenausdehnung	Pathologie	Prozess
I ➤ EPIDERMIS	schuppig, spröde, rissig oder brüchig; gespannt-glänzend, Juckreiz, Schädigung des Säure- bzw. Hydrolipid-Mantels	**1a)** Austrocknung und Verlust der elastischen Spannkraft
	erweicht, mazeriert	**1b)** Verlust von Stabilität und Festigkeit
umschriebene Rötung (verschwindet auf leichten Druck hin)	Hyperämie mit lokaler Überwärmung	**2)** lokale Wärmeabstrahlung und damit Wärmeverlust bei gleichzeitiger peripherer Auskühlung
	lokales Ödem	**3)** Flüssigkeitsstauung führt zu Formverlust

WÄRMEDYSREGULATION

II ➤ CORIUM	**SCHMERZ**	
	Blasenbildung	**4)** Trennung der Hautschichten
	Exsudat zwischen Epidermis und Corium	**5)** Flüssigkeitsaustritt
Hautdefekt	Blasen öffnen sich: Blut u. Lymphe treten aus	**6)** Verlust der Elastizität und Abgrenzungsfunktion

III ➤ SUBCUTIS	**EMPFINDUNGSLOSIGKEIT**	
Wundkrater	Zerstörung der epithelialen Hautanhangsgebilde, Taschenbildung	**7)** Ersterben der Leibsubstanz
	Gefahr der Keimbesiedelung	**8)** Abwehrschwäche, fremdes Leben tritt auf
	Eiterbildung	
IV ausgedehnter Gewebedefekt evtl. mit Knochenbeteiligung	Nekrose	**9)** tote Substanz zerfällt

KÄLTE

Tabelle 6: **Notwendige Gegenprozesse als Lokaltherapie**

Hautschicht und Prozess	entsprechende Substanzen
I ➤ EPIDERMIS	**WÄRMEHÜLLE ERHALTEN**
1a) erweichen	Wollwachs, Fettemulsionen, (Kakao-)Butter, Milch
1b) gerben, festigen, Grenze bilden	Eichenrinde, Ratanhia, Hamamelis, Salbei, Walnussblätter föhnen, Leinenläppchen einlegen
2) Eigenwärme **a)** wundnah halten (nicht stauen!)	Bienenwachs, fette Öle (z.B. Leinöl, Olivenöl), Wolle (Schaffell/Socken)
b) peripher anregen	ätherische Öle (z.B. Rosmarin, Kamille, Teebaum)
3a) formen	Säuren (z.B. Essig, Zitrone, Quark) Stibiumsalbe (evtl. als Dunstwickel/Plastikfolienverband)
3b) Flüssigkeit wieder eingliedern, in Bewegung/in Fluss bringen	Weißkohl Kompression und Bewegung
II ➤ CORIUM	**SCHMERZEN LINDERN**
4) Hautstrukturierung ordnen	Arnika, Ackerschachtelhalm, Schafgarbe (Kieselprozess) Licht- und Luftexposition, Freilagern
Gewebestraffung »Hautersatz«	Schlehensaftbäder Wegerich-, Pfefferminz-, Melissenblätter
5) das Wässrige halten und integrieren, die »Gewebedurchsaftung« anregen	Hamamelis, Stibium (v.a. bei Blutungen) Ringelblume (Kraut)
6) geschmeidig halten	warme Bäder, Abduschen, feuchte Umschläge v.a. schleimige Mittel (z.B. Tee von Eibisch, Malve, Königskerze, Huflattich, Leinsamen) Fettgaze

Tabelle 6: **Notwendige Gegenprozesse als Lokaltherapie** (Forts.)

III ➤ SUBCUTIS	**WUNDEMPFINDUNG ANREGEN**
7a) Lebenskraft vermitteln	Weißkohl-, Königskerzen-, Huflattich-, Digitalisblätter Schlehensaftbäder
7b) ernähren	Lebertran, Honig
8a) schützen	Ackerschachtelhalm ([Semi-]Okklusions-)Verband mit (wasserdampf- und sauerstoffdurchlässigen) Folien
8b) gesundes Milieu unterstützen	Weißkohl (auch als Sauerkraut), Honig
8c) reinigen	Kernseife, Honig Ringelblumen-, Kamillen-, Holunder-, Gänseblümchen-Blüten-Tee Kapuzinerkresse, Knoblauch, Zwiebel
8d) Stärkung des »Eigensinns«/der Abwehrkraft	Echinacea (Essenz), Teebaumöl
IV MUSKELN, KNOCHEN	**DURCHWÄRMUNG**
9a) totes Gewebe entfernen	chirurgisches und enzymatisches Débridement, Zucker
9b) Gewebeaufbau anregen	Honig, Lebertran

1a) Gilt es, trocken-spröde Haut zu erweichen (auch bei Schrunden und Rhagaden), bieten sich Wollwachs, Fettemulsionen, (Kakao-)Butter, Milch, Mandelöl oder feuchtigkeitsspendende Harnstoffpräparate an.

Fette zum Erweichen

Fette Stoffe schützen gegen Reize. Sie werden von der Haut leicht aufgesaugt, machen sie so weich und dadurch, dass sie die Wasserverdunstung reduzieren, zugleich feucht. Wässrige Lösungen werden von der Haut wegen der Lipidschicht nicht in tiefere Schichten aufgenommen.

Wollfett (Lanolin) kann sehr viel Wasser aufnehmen und wirkt so kühlend.

Fette dienen bei vielen Hautkrankheiten zur Aufweichung von Krusten.

1b) Geht es bei teigig-mazerierter Haut darum, zu gerben, zu festigen, Grenze zu bilden, finden wir in Eichenrinde, Ratanhia, Hamamelis, Salbei und Walnussblättern nützliche gerbstoffhaltige Drogen.

Gerbstoffhaltige Substanzen zur Festigung

Solche aufgeweichte Haut, vor allem zum Beispiel in Falten wie den Leisten und unter der Brust, sollte man regelmäßig föhnen und Leinenläppchen einlegen.

Die häufigsten Pflegefehler bei einer Mazeration sind Pudern und dickes Auftragen von Salben.

Kein Puder und dickes Auftragen von Salben!

Der Puder führt zur Bildung von Krusten und so zur Verschlimmerung der Wundsituation durch die mechanische Reibung. Pudern nützt nur zur Vorbeugung des Wundwerdens auf intakter, trockener Haut!

Immer noch häufig praktiziertes »Zukleistern« von Wundgebieten mit Salben verhindert eine Abtrocknung und macht jede Beurteilung der Situation unmöglich. So be- bzw. misshandelte Haut weicht noch mehr auf, die Epidermis löst sich ab.

Wenn Salben verwendet werden (wie zum Beispiel die zinkoxydhaltige WELEDA Calendula-Babycreme), dann sollte nur ganz wenig davon gut ins Gewebe eingerieben werden. Danach sind die Salbenreste mit einer Kompresse abzunehmen und eine trockene Kompresse einzulegen.

2a) Aus dem Entzündungsherd fliehende Eigenwärme sollte gehalten werden, darf sich aber natürlich nicht stauen. Dies ist möglich durch das Auftragen von gut deckenden, aber wärmevermittelnden Substanzen wie Bienenwachs oder Propolis (in Form von Salbenzubereitungen), fetten Ölen (zum Beispiel Leinöl, Olivenöl oder Rizinusöl) und Umkleidung mit Wolle

Bienenwachs, Wolle und fette Öle zur Erhaltung der Eigenwärme

31

(Schaffell, dicke Socken oder ähnliches). Die Schafwolle bewirkt eine »Mikromassage«, die über eine Anregung der Durchblutung zu einer besseren Durchwärmung führt.

Ätherische Öle zur Anregung der Eigenwärme

2b) Im oft kühlen Wundumkreis müssen wir das Auftreten der Eigenwärme anregen und so die Hitze aus dem Entzündungszentrum ableiten. Hier helfen ätherische Öle (zum Beispiel von Rosmarin, Kamille, Teebaum (nur verdünnt oder als Salbe!) oder Johanniskraut (hier muss bei Sonnenschein auf eine Photosensibilisierung geachtet werden!)).

Eigenwärme kann im Gegensatz zur Fremdwärme niemals schaden.

Warme Getränke

Ebenso ist indirekt zugeführte Fremdwärme, etwa durch warme Getränke dem lokalen Auflegen einer Wärmflasche vorzuziehen (Verbrennungsgefahr).

Neustrukturierung des Gewebes

3a) Gilt es, Schwellungen in die Körperplastik wieder einzugliedern, das Gewebe neu zu strukturieren, finden wir in verschiedenen Säuren (zum Beispiel in Essig, Zitrone, Quark), aber auch klassischerweise im Alkohol hilfreiche Substanzen.

Diese unterstützen außerdem die Funktion des Säureschutzmantels der Haut.

Kühlende Wirkung von Alkohol und Säuren

Alkohol wirkt bakterizid, aber nur in Gegenwart von Wasser (die Zellwände müssen quellen können). Er denaturiert Eiweiße und zerstört Enzyme, absorbiert sechsmal soviel Luft wie Wasser und hat daher eine so stark kühlende Wirkung. Er löst Fett auf und wirkt hyperämisierend.

Die kühlende Wirkung der Säuren führt zu einer Stabilisierung der Mastzellen und damit zur Senkung der Freisetzung von Histamin.

Keine Kühlbehandlung bei arteriellen Durchblutungsstörungen!

Eine Kühlbehandlung darf nicht bei arteriellen Durchblutungsstörungen (zum Beispiel bei Diabetikern) zum Einsatz kommen.

Als Spezialität ist in diesem Bereich des Strukturierens des Hautgewebes die Stibiumsalbe zu nennen (0,4-prozentig von WELEDA, eventuell als Dunstwickel/Plastikfolienverband anzuwenden).

Weißkohl bei Ödemen

3b) Um ödematöse Flüssigkeit wieder einzugliedern, in Bewegung und in Fluss zu bringen, ist der Weißkohl das Mittel der Wahl (vgl. 6. Kapitel).

Kompression und Bewegung (bei Ulcus cruris venosum) sind hier gängige Methoden der Einflussnahme von pflegerisch-therapeutischer Seite.

II. Bei Wunden der Epidermis, vor allem aber in der Zone des *Corium* ist es von Bedeutung, die *Schmerzen* zu *lindern* (vgl. 3. Kapitel S. 39).

4) Ödematöse, jetzt aber schon zum Blasigen neigende Veränderungen wieder in die Ordnung zu stellen, zu straffen und zu festigen, ist die Domäne von Arnika, Ackerschachtelhalm und Schafgarbe. Der hier im Stofflichen gehaltene Kieselprozess stabilisiert den Flüssigkeitshaushalt der Haut.

Stabilisierung des Flüssigkeitshaushaltes der Haut

Licht- und Luftexposition, Freilagern ist (vor allem bei Dekubiti) ein gängiges Verfahren, dem Eigenstrukturierungsprozess des Organismus Raum und Anregung zu geben.
Wegerich-, Pfefferminz- und Melissenblätter vermögen, zerquetscht auf Abschürfungen gelegt, eine schützend-beruhigende Abdeckung zu leisten.
Schlehensaftbäder wirken belebend, durch die Säure straffend, die Hautschichten wieder zusammenführend.

5) Das Wässrige, das in die Blase austritt, zu halten und wieder zu integrieren, damit auch die »Gewebedurchsaftung« anzuregen, vermögen Zubereitungen aus Ringelblumenkraut oder Hamamelis und Stibiumpräparate in Form von Salbenapplikationen oder von in Injektionsflüssigkeit getränkten Kompressen.
Letztere sind vor allem bei Blutungen äußerst wirksam.

Anregung der »Gewebedurchsaftung«

6) Die gespannte Haut kann geschmeidig gehalten werden durch warme Bäder, Abduschen, dauernd feuchtgehaltene Umschläge vor allem mit schleimigen Mitteln wie zum Beispiel Eibisch-, Malven-, Königskerzen-, Huflattich- oder Leinsamen-Tee oder durch das Auflegen von Fettgaze.

Bäder und feuchte Umschläge

Keine Bäder sind angeraten bei Gefahr von Keimverbreitung (zum Beispiel bei Fußpilz) durch Penetration unter den aufgeweichten Wundrand; hier kann noch eher abgeduscht werden.

Wann ist von Bädern abzuraten?

Zusätze wie Rivanol, Kaliumpermanganat oder Jod trocknen die Wunde aus. Jod wird vom Wundgewebe resorbiert! Hier ist deswegen vor allem bei Hyperthyreosen Vorsicht geboten.

Vorsicht mit Jod!

Jod behindert das Wachstum (nicht nur der Mikroorganismen) durch Veränderung der Proteine (Oxydierung der Aminosäuren), es wirkt hämostatisch und schwach schmerzstillend, in hoher Konzentration aber nervenlähmend!
Zur Vorbereitung eines Débridements können durch Bäder die Wundränder erweicht und somit einer Manipulation besser zugänglich gemacht werden.

Hornhautschwielen (Hyperkeratosen) lassen sich nach Bädern besser, und ohne zusätzliche Verletzungen zu erzeugen, vom Untergrund entfernen.

Anregung einer Wundempfindung

III. Ist im Wundniveau die *Subcutis* erreicht, sollte eine erträgliche *Wundempfindung* angeregt werden, da zusätzliche schädigende Fehlbelastungen durch die Ausblendung des schmerzlosen Körperbezirks vermieden werden müssen.

Kräftigende Blattanwendungen

7a) Der verbleibenden gefährdeten Körpersubstanz muss jetzt neue Lebenskraft vermittelt werden. Blattanwendungen üppig wachsender, kraftstrotzender Pflanzen wie Weißkohl, Königskerze, Huflattich oder Fingerhut und Bäder mit Schlehenzusatz vermögen dieses anzuregen.

Gewebeernährung

7b) Was leben soll, muss ernährt werden. Lebertran und Honig sind hierfür applikationsfreundliche, deutlich wirksame Substanzen (vgl. 7. Kapitel).

Eigenblutkammer

Eine vom erfahrenen Arzt durchführbare Behandlung stellt die Eigenblutkammer dar. Dabei werden die Wundränder mit einem Skalpell gestichelt. Die Bluttröpfchen lässt man in die Wunde fließen, die mit einem Okklusiv-Verband über 1 bis 2 Tage verschlossen wird. Dies führt zu einer Anregung der Aufbaukräfte durch die reine Anwesenheit des Blutes.

Schutz vor Infektionen

8a) So tief geschädigtes Gewebe muss man vor Infektionen schützen. Atmungsaktive ([Semi]Okklusions-)Verbände mit wasserdampf- und sauerstoffdurchlässigen Folien sind hierfür heute das Mittel der Wahl.

Im modernen Wundmanagement werden hier hydroaktive Verbände (auf Polyurethan-oder Hydropolymer-Basis), nur noch **Moderne Verbände** selten Hydrokolloid-Platten verwendet. Letztere bestehen aus Pektin, Gelatine und Cellulose, lösen sich in der Wundhöhle zu Gel auf, erschweren so die Beurteilung des Exsudats und bilden eine Vollokklusion.

Hydroaktive Wundverbände imitieren Verhältnisse, wie sie unter einer geschlossenen Wundblase herrschen.

Die teuren Materialien sind für mehrtägiges Verbleiben auf der Wunde gedacht.

Umgang mit klinisch infizierten Wunden

Eine klinisch infizierte Wunde sollte nicht mit einem semi-okklusiven Verband abgedeckt werden. Wenn das Aufnahmevermögen des Wundverbandes erschöpft ist und das Wundexsudat darunter als Pfütze zu stehen beginnt, ist die Gefahr groß, dass dem Wundinfekt Vorschub geleistet wird. Auf jeden Fall sollte hier ein Verband nicht länger als 24 Stunden belassen werden.

Der Ackerschachtelhalm ist eine Pflanzendroge mit schützender Potenz. Ihre trockenen Stengelglieder wirken, als Bild betrachtet, wie kleine Rüstungen – die Abgrenzung unterstützend. Ackerschachtelhalm

8b) Mit der semi-okklusiven Abdeckung lässt sich eine Reduzierung des Sauerstoffpartialdrucks sowie eine Verschiebung des pH-Werts in den sauren Bereich erzielen, wodurch sich ein ideales Mikroklima für die Zellaktivierung ergibt; dieses leicht saure Milieu forciert die Angiogenese und Granulation, das heißt, das Aussprossen von Gefäß- und Gewebsknöspchen. Ein ideales Mikroklima für die Zellaktivierung

Der Verband soll mit dazu beitragen, dass die Wundtemperatur möglichst höher als 28°C gehalten wird, da die Aktivität der Phagozyten und Fibroblasten unterhalb dieser Temperatur deutlich nachlässt.

Um ein gesundes Milieu zu unterstützen, bieten sich Weißkohlblätter (auch Sauerkrautauflagen) oder Honigverbände an. Die Milchsäurebakterien im Sauerkraut vermögen die Fäulnis zu binden. (Zu Kohl und Honig vgl. Kapitel 6 und 7.) Unterstützung des gesunden Milieus

8c) Nekrosen, Beläge, Fremdkörper, überschüssiges Wundexsudat, Fibrinbeläge, Blutkoagel, Salbenreste, Faserreste und Mikroorganismen stellen eine potentielle Quelle für eine Wundinfektion dar und verzögern die Abheilung. Potentielle Quellen für eine Wundinfektion

Die Oberfläche einer infizierten Wunde besteht aus Fibrin mit zerfallenen und überreifen Granulozyten.

Darunter liegt je nach Alter der Läsion junges Granulationsgewebe oder derb-fibröses bis schwieliges Bindegewebe.

Eine leichte Schädigung der Oberflächenschicht durch Reinigungsmaßnahmen ist daher zu verantworten.

Reinigende Substanzen finden wir in der Kernseife, in Honig, Zucker oder hypertoner Kochsalzlösung. Wundreinigende Substanzen

Solche Lokaltherapeutika mit einer hyperosmolaren Wirkung verursachen einen starken Exsudatstrom und damit eine beschleunigte Reinigung der Wunde.

Zucker wirkt durch Wasserentziehung auch antiseptisch.

Hochkonzentrierte Lösungen wirken konservierend (vgl. eingemachte Früchte), verdünnte Lösungen sind dagegen ein guter Nährboden für Mikroorganismen!

Ringelblumen-, Kamillen-, Holunder- oder Gänseblümchen-Blüten-Tee durchlichten in ihrer sulphurischen Qualität das Blüten-Tees

Wundheilpflanzen in der Natur

Wundgebiet. Viele der hier genannten Wundheilpflanzen finden sich am Ackerrand, auf Schuttplätzen, an Bahndämmen und so weiter, wo sie auch im großen Zusammenhang versuchen, den verletzten Boden, die »Wunden der Erde« zu heilen.

Sogar antibiotisch wirksam sind zum Beispiel Kapuzinerkresse, Knoblauch und die Zwiebel, die als Breieinlagen Verwendung finden können.

Abwehrstärkung

8d) Die notwendige Stärkung des »Eigensinns«, der Abwehrkraft des Organismus ist bekanntermaßen durch Echinacea (Sonnenhut)-Präparate (zum Beispiel in Form einer Essenz), aber auch durch Teebaumöl-Applikationen zu erreichen.

Schwere Schädigungen

IV. Sind *Muskeln* oder gar *Knochen* geschädigt, ist vordringlich eine gute *Durchwärmung* der Wunde und ihrer weiteren Umgebung anzustreben.

Die chronische Wunde in eine Akutwunde überführen

9a) Totes Gewebe muss entfernt werden. Das chirurgische Débridement ist hier an erster Stelle als Methode zu nennen.

Das Débridement sollte nicht mit Schere oder scharfem Löffel, sondern gewebeschonend mit dem Skalpell erfolgen, so wird die chronische Wunde in eine Akutwunde übergeführt und zeigt damit eine bessere Heilungstendenz. Beim »Rumschnippeln« braucht der Organismus 1–2 Tage, um dieses neugesetzte Trauma auszugleichen.

Wann kein Débridement?

Trockene, epidermal geschlossene Nekrosen ohne Verdacht auf eitrige Prozesse in der Tiefe und solche über knöchernen Bereichen sollten ohne Débridement trocken und warm gehalten werden (Fell- oder Watteschuh), da so die geringsten Komplikationen zu erwarten sind. Kontinuierliche Kontrollen sind hier aber wichtig!

Die enzymatische Wundreinigung soll zu einem kontinuierlichen Abbauungsprozess führen. Ihre Domäne sind im Allgemeinen schmierige Beläge, die sich nicht chirurgisch entfernen lassen (gelblich, fest haftend, fibrinös).

Enzymsalben

Der Einsatz von Enzymsalben ist genau abzuwägen, weil sie unter Umständen die Wundheilung hemmen, teilweise nur kurzfristig wirken oder die Zusammensetzung nicht ausreicht (sie beinhalten zum Teil nur Proteasen; Trypsin, Chymotrypsin, Streptokinase und Streptodornase greifen nekrotisches Gewebe, nicht aber natives Kollagen an – dieses macht aber ca. 75 Prozent der Trockenmasse des Schorfs aus, der an den Rändern der Wunde und ihrer Fläche durch Kollagenfasern verankert sein kann;

36

denaturiertes Kollagen ist der Hauptbestandteil von nekrotischem Gewebe; proteolytische Enzyme sind auf trockenen Krusten wenig wirksam; Kollagenasen sind nur im feuchten Milieu, bei einem pH-Wert zwischen 6 und 8 aktiv).

Enzympräparate werden von Schwermetallionen, Seifen und Antiseptika, wie zum Beispiel PVP-Jod in ihrer Wirkung gehemmt.

Zucker und Honig sind Alternativstoffe für die enzymatische Reinigung (vgl. Kapitel 7).

Zucker und Honig als Alternativen

Hier ist auch die Madentherapie anzusiedeln. Sie kommt aus England (»Biosurgery«). Die spezifischen Fliegenmaden setzen reinigende Aminosäuren frei und saugen das entstehende Sekret auf. Sie beseitigen ausschließlich nekrotisches Gewebe.

Madentherapie

Diese Therapie ist allerdings relativ aufwendig (Beschaffung der Larven, richtige Applikation etc.) und teuer.

9b) Ist die Wunde sauber, kann man den Gewebeaufbau anregen.

Granulationsförderung mit Honig und Lebertran

Honig und Lebertran sind hier hervorzuheben (vgl. Kap. 7).

Viele zur Wundbehandlung verwendete Salben sind »Breitband«-Kompositionen, weil die Grundlagenstoffe selbst unbedingt auch als Wirkstoffe angesehen werden müssen. Sie setzen sich häufig zusammen aus Fetten, ätherischen Ölen, Säuren, Alkohol, Wasser und so weiter.

»Breitband«-Salben

Als Beispiele sind zu nennen die WELEDA Wecesin®-Salbe (diese enthält Arnika, Calendula, Echinacea, Quarz, Stibium) oder die WELEDA Heilsalbe (diese enthält Calendula, Mercurialis, Perubalsam, Lärchenharz, Stibium).

Zusammenfassung zur Wundentstehung und -pflege

Man muss den Menschen als ein Wesen betrachten, das über die körperlich-stofflichen »Bausteine« hinaus von weiteren Kräften (Wesensgliedern) durchzogen und erfüllt ist.

Die Wesensglieder des Menschen

Der Lebens- oder Ätherleib wirkt vegetativ-verlebendigend auf den Stoff.

Der Astralleib bewegt und beseelt den lebendigen Stoff und erzeugt Bewusstsein.

Ordnung und Harmonie in diesem Gefüge unterstehen der individualisierenden Instanz des »Ich«.

Die bei der Wundentstehung ablaufenden Prozesse zeigen –

menschenkundlich betrachtet – auf, welches Wesensglied nicht mehr richtig eingreifen kann. Das entsprechende Medium, das als Grundlage dienende Element droht an die Außenwelt verlorenzugehen:

Wundprozess

mit dem Ich die Wärme und das Inkarnat,

mit dem Astralleib die Durchatmung des Gewebes und die Gestaltung der Form,

mit dem Ätherleib das lebendige Flüssige und die Sauberkeit im Sinne der Integrität der Leiblichkeit.

Die jeweiligen Maßnahmen schützen vor diesem Verlust und ersetzen bereits Verlorengegangenes (in Bezug auf die Elemente), soweit dies möglich ist.

Wundpflege im Bewusstsein der Wesensglieder

Das heißt, das Wesentliche der Wundpflege besteht darin, ein Milieu zu schaffen, das die Wesensglieder einlädt und es ihnen überhaupt ermöglicht, ihre Wirksamkeit wieder zu entfalten.

Deswegen muss eine Wunde sauber (nicht unbedingt steril), feucht, luftig-umhüllend, vor allem aber wärmend verbunden sein.

Und sie braucht neben einer sorgfältigen Behandlung Ruhe, die einer vertrauensvollen Aufmerksamkeit entwächst.

Dazu aber mehr im nächsten Kapitel.

III. KAPITEL

Allgemeine Grundsätze der unterstützenden Begleitbehandlung chronischer Wunden

Wir erinnern uns: Unter chronischen Wunden verstehen wir sekundär heilende Wunden mit einer Heilungszeit von mehr als drei bis acht Wochen (hier gibt es verschiedene Vorstellungen), zum Beispiel Ulcera cruris, Dekubiti, diabetische Ulcera und Gangräne, traumatische Defektwunden, Zustände nach kleineren Verbrennungen (Verbrennungen an sich gehören zu den akuten sekundär heilenden Wunden).

Die Wundheilung ist ein körpereigener Vorgang und nur dadurch beschleunigbar, dass hemmende Einflüsse beseitigt werden. Die lokale Wundtherapie sorgt zum Beispiel für die Reduktion von Schmerzen und Juckreiz, für Schutz vor Kälte, Druck, Zug und Austrocknung.

Hemmende Einflüsse müssen beseitigt werden

Wichtige Gesichtspunkte sind heute für die Auswahl der Materialien und der Vorgehensweise die biologische und ökologische Verträglichkeit und ein gutes Preis-Wirksamkeits-Verhältnis.

»Zu Hilfe kommen den im Seinsorganismus liegenden Heilkräften, das ist das Allerwichtigste.« (Rudolf Steiner)

»Eine Wunde kann genäht werden, sie wird nicht geheilt, sondern sie heilt. Die Wunde selbst ist der heilende Arzt, die lebendige Wunde. Die tote Wunde kann genäht werden, aber sie heilt nicht.

Alle anderen, und wenn sie noch so glänzende Titel und staatliche Approbationen haben, sind Scharlatane, Betrüger, die sich ein Verdienst zuschreiben, das einem anderen zukommt.« (Georg Groddeck)

Diese beiden Aussagen bringen zum Ausdruck, dass die erfolgreiche Behandlung einer Wunde zu einem großen Teil davon abhängt, mit welcher Aufmerksamkeit, mit welchem Bewusstsein die täglich notwendigen Behandlungsmaßnahmen begleitet werden.

Die innere Haltung bei der Wundbehandlung

39

Vor diesem Hintergrund sollen nun einige grundsätzliche Themen der Wundpflege näher erläutert werden.

Ein gesundes Milieu anregen – die Reaktion auf Keime und Schmerzen

Chronische Wunden sind immer keimbesiedelt, ohne als infiziert gelten zu müssen.

Verschiedene Wundarten Neben den aseptischen Wunden, die durch eine Naht verschlossen werden können (zum Beispiel nach Operationen oder nach einer Verletzung und folgender Wundausschneidung), unterscheidet man kontaminierte Wunden (zum Beispiel offen behandelte Verletzungen, eröffnete Wundhämatome, Verbrennungen, chronische Wunden wie Ulcera cruris oder Dekubiti, bei denen sich die vorhandenen Bakterien nicht vermehren) und Wunden, in denen sich die Keime vermehren und Kolonien bilden, aber das Gewebe noch keine Infektionszeichen aufweist.

Klinische Infektion Von einer klinischen Infektion spricht man dann, wenn die Bakterien tief in die Wunde und das umliegende Gewebe eingedrungen sind und eine Entzündungsreaktion hervorrufen.

Der Heilungsverlauf bei hoher Keimbesiedlung stagniert oder es treten weiterreichende Komplikationen ein, zum Beispiel ein Erysipel, eine Osteomyelitis, Bakteriämie oder Sepsis.

Milieu-Schaden Keime sind aber nicht die Ursache, sondern die Folge eines Milieu-Schadens! Man kann das auch im Bild betrachten:

Es hilft wenig, in einem Zimmer voller Fliegen möglichst viele zu erschlagen. Sinnvoller ist es, die Fenster zu öffnen und alles Verrottende, Verfaulende zu entfernen. Dann verschwinden auch die Fliegen.

Also Sauberkeit im Sinne von Ordnung, Sorgfalt, aber nicht eine absolute Sterilität ist wichtig.

Nährboden für weitere Keime Aber natürlich muss auch totes Gewebe (wie Nekrosen und dicke Fibrinbeläge) entfernt werden. Dieses bildet den Nährboden für weitere Keime.

Antiseptika werden zur Abtötung von Erregern am Infektionsort eingesetzt, Desinfektionsmittel dagegen werden am Überträger wirksam (das ist eine Definitionssache).

»Alle antiseptischen ... Mittel halten sehr die Heilkraft zurück. Die hauptsächlichste Heilkraft kommt doch aus dem Organismus selbst.« (Diese lebt im Blut, das aus der Wunde fließt.)
»Im allgemeinen gilt ..., dass das Entfernen der sogenannten

schädlichen Einflüsse in der Regel mehr Schädlichkeiten hervorruft, als wenn man sie lässt. Nicht wahr, es ist ja nun mal so, dass man in der neueren Zeit so furchtbar darauf sieht, überall zu desinfizieren. In diesen Dingen geht man zweifellos auf allen Gebieten zu weit. …

Also der Schmutz ist nicht immer Schmutz. Schmutz ist zuweilen dasjenige, was gerade konservierend wirkt.«[1]

Die meisten Antiseptika ertöten nicht nur das Fremdleben, sondern auch die körpereigenen Zellen (Granulozyten, Makrophagen, Fibroblasten, Epithelzellen) und hemmen so deutlich den gesunden Heilungsverlauf.

Antiseptika

Viele Antiseptika haben Nebenwirkungen: Ethanol schmerzt auf Wunden, Schwermetalle (zum Beispiel Quecksilber) wirken enzymblockierend und koagulierend, Wasserstoffperoxyd und Kaliumpermanganat zerstören Enzyme oder heben ihre oxydative Wirkung auf.

Nebenwirkungen

Wasserstoffperoxyd zerfällt bekanntermaßen beim Kontakt mit den Enzymen organischer Substanzen wie Eiter, Blut und so weiter in Wasser und Sauerstoff (typisches Aufschäumen).

So verlieren viele Antiseptika ihre Wirksamkeit in Anwesenheit organischer Materialien (zum Beispiel auch PVP-Jod).

Farbstoffe wie Gentianaviolett oder Brillantgrün verhindern die Wundgranulation fast komplett.

Ein wirksames biologisches Antiseptikum ohne diese Nebenwirkungen finden wir zum Beispiel im Zwiebelbrei.

Wirksames biologisches Antiseptikum

Wundabstriche (von Wundrand und -grund, da sich dort die Erreger konzentrieren) sind nur sinnvoll bei Verdacht auf anaerobe Keime (zum Beispiel Pseudomonas, diese führen zu einer typischen Grünfärbung des Verbands). Hier sollte dann keine feuchte Wundbehandlung stattfinden, sondern eventuell mit Kohle-Silber-Kompressen behandelt werden. Diese binden Schwefel, den diese Keime benötigen.

Wundabstriche

Eventuell sollte bei jahrzehntealten Wunden auch an ein malignes Geschehen gedacht und eine histologische Untersuchung vorgenommen werden.

Histologie?

Lokale Antibiotikagaben sind abzulehnen, weil hier das Risiko der Resistenzentwicklung und des Erregerwandels sowie ein höheres Risiko der Allergisierung besteht. Außerdem ist zusätzlich eine Hefepilzbesiedlung möglich.

Keine
lokalen Antibiotika!

Schmerzmittel sollten bei neu auftretenden Schmerzen zurückhaltend verabreicht werden. Auch diese bremsen den Verlauf.

Schmerzmittel

Eine Wunde, die nicht als lebendig empfunden, das heißt bewusst wahrgenommen werden kann, kann nicht heilen!

Lokalanästhesie Allenfalls sollte zum Beispiel zur Nekrosenabtragung eine lokalanästhesierende Salbe verwendet werden.

Es kann aber auch versucht werden, über 20-30 Minuten wiederholt kurz kalte Kompressen aufzulegen (natürlich nicht bei arteriellen Durchblutungsstörungen!).

Kühlende Wundeinlagen Ebenso können kühlende Gele und Öle (zum Beispiel Arnikagel oder Pfefferminzöl) die Schmerzempfindung dämpfen, wenn sie in der Wundumgebung aufgebracht werden.

Als kühlend-schmerzlindernde Wundeinlagen können die gestoßenen Blätter von zum Beispiel Basilikum, Kapuzinerkresse, Pfefferminze, Melisse oder Hauswurz eingesetzt werden.

Die Durchblutung fördern – der Atmung und Wärmung den Weg bahnen

Das Eigenleben des Organismus stärken Die Durchwärmung, Sauerstoffversorgung und Ernährung des Gewebes zu ermöglichen, bedeutet auch, das gestärkte Eigenleben des Organismus gegen die Fremdbesiedlung zu setzen.

Dies stellt vor allem bei der diabetischen Angiopathie und der peripheren arteriellen Verschlusskrankheit ein Problem dar.

Als pflegerisch-therapeutische Möglichkeiten der Einflussnahme können hier angeführt werden:

Rhythmische Einreibungen • Die Rhythmischen Einreibungen nach Wegman/Hauschka. Diese sind als eine bewusst rhythmisch-gestaltete Berührungsqualität zu verstehen und stellen ein Fachgebiet der anthroposophisch erweiterten Krankenpflege dar. Weitere Informationen dazu finden Sie in dem Buch »Die Rhythmischen Einreibungen nach Wegman/Hauschka – menschengemäße Berührung pflegen« von Hermann Glaser, erschienen bei Gesundheitspflege initiativ, Esslingen.

Wärmende Maßnahmen • Verschiedene Wärmeanwendungen wie Bäder, Umschläge oder das Aufbringen von fetten oder ätherischen Ölen, das wärmende Umhüllen mit Wolle oder Ähnlichem sind bereits genannt worden.

Richtige Anwendung des Kompressionsverbandes • Der Kompressionsverband bei venöser Stauung (ein noch besseres Mittel als der Zinkleim-Verband) ist eine Technik, die allzuoft zu ungenau und damit wenig wirksam, ja eher kontraproduktiv eingesetzt wird. Wird das Wickeln mit elastischen

Binden gekonnt durchgeführt, ist es ein absolut grundlegendes Mittel, den Blutfluss in die richtige Bahn zu lenken.

- Die Entlastung bei Druckgeschwüren, also Umlagerung, Weich- und Freilagerung wird dagegen weitgehend professionell gehandhabt.

  Entlastungslagerung

- Rosmarinanwendungen zum Beispiel in Form von Teebädern oder durch Einträufeln niedrig-potenzierter Dilutionen (zum Beispiel WELEDA Rosmarinus recens D3) haben sich ebenfalls als deutlich wirksame Methoden erwiesen, vor allem bei Diabetikern, wenn das Granulationsgewebe blass ist und zur Fibrinabschottung neigt.

  Rosmarin – vor allem für Diabetiker

- Lange Zeit war es üblich, die Wunde anzukratzen, den Wundrand anzufrischen, wenn die Wundränder sich nach innen einstülpen und so der Prozess ins Stocken gerät. Hier ist man aus Furcht vor unnötiger Gewebeschädigung sehr zurückhaltend geworden. Dennoch sollte man diese Möglichkeit – zum Beispiel bei sehr trockenen, stagnierenden Wunden – eventuell doch auch einmal wieder in Erwägung ziehen. Dass diese Form der »Eigenblutbehandlung« sehr wirksam sein kann, zeigen auch die Erfolge, die erzielt werden, indem Blut des Patienten von außen in die Wundhöhle appliziert wird.

  Alte Methoden nochmals in Erwägung ziehen

Bei der Wundversorgung in der Entzündungsphase sind kleine dermale Blutungen fast unvermeidlich. Dies dient aber genauso der Wundheilung!

Kleine Blutungen dienen der Wundheilung

Die Blutplättchen und roten Blutzellen sind für den Austausch von Wachtsumsfaktoren und extrazellulärer Matrix (zum Beispiel Kollagen und Polysaccharide) von zentraler Bedeutung.

Schon bei der Beschreibung der Eigenblut-Kammer-Behandlung wurde deutlich, dass durch das Absterben des Blutes in der Wunde ätherische Kraft frei wird, die dann der Heilung dienen kann.

Sollte einmal eine Blutstillung notwendig sein, bieten sich Kompressen mit kühler 0,9-prozentiger Kochsalzlösung oder mit Marmor/Stibium-Lösung (WALA) an.

Notwendige Blutstillung

Die Blutstillung wird auch unterstützt durch die Applikation von kurzzeitigen Teilbädern mit dem Tee der Schafgarbe oder vom Hirtentäschel.

Die feuchte Wundbehandlung – Ernährungs- und Reinigungsvorgänge ermöglichen

Wasser trägt Wärme und Leben.
Es vereint in sich zwei besondere Qualitäten:

- seine Lösungskraft:

Autolytische Prozesse

Man denke hier an die Selbstreinigungskraft der Meere.
Die im feuchten Milieu der Wunde ermöglichten autolytischen Prozesse durch körpereigene Enzyme führen zur Lösung von Schorf und Belägen, zur Auflösung von Nekrosen und zur Ausspülung von Detritus (Gewebstrümmer) und Eiter.

- seine Gestaltungskraft:

Diese erscheint durch die Oberflächenspannung als »Hautbildung« des Wasserspiegels oder in der mäandernden Flussbettformung.

Zellkultivierung

In der Wunde ist eine geordnete Zellmigration und -proliferation ohne Feuchtigkeit nicht möglich.
Ein solches Mikroklima ist vergleichbar einem Kulturmedium für Zellkulturen.

Transportmedium und Reaktionsraum für Abwehrzellen

Das feuchte Milieu ist Transportmedium für Wachstumsfaktoren, Enzyme und Nährstoffe (Zucker, Aminosäuren, Elektrolyte, Vitamine) und zugleich Reaktionsraum für Abwehrzellen (Leukozyten, Monozyten, Makrophagen etc.) und Immunstoffe.
So wird erklärbar, dass eine Schorfbildung auch bei oberflächlichen Wunden zu schlechteren Heilungsergebnissen führt. Außerdem ist dieser Austrocknungsvorgang (zum Beispiel durch zu frühzeitiges Gerben) meist verbunden mit unangenehmem Juckreiz.

Positive Anzeichen

Der zartglänzende Film hingegen, der sich auf sauberen, gut granulierenden Wunden an der Luft schnell bildet, ist ein positives Bild für die gesunde Proteinsynthese im Wundgebiet und sollte nicht entfernt werden. Dasselbe gilt für das Auftreten von Fibrinfäden; diese sind eine Vorstufe des Kollagens.
Es gilt also, ein feuchtes Wundmilieu zu erhalten und zu schützen.

Trockene Wunden

Bei eher trockenen Wunden, die auch meist schmerzhaft sind, ist Feuchtigkeit zuzuführen (sogenanntes Rehydrieren) und die Gewebedurchsaftung anzuregen. Modernes Wundmanagement setzt hier auf Hydrogele und hydroaktive Verbände.
Alternativ können auch Umschläge, die einige Tage feucht ge-

halten werden, Entsprechendes bewirken. Dafür empfiehlt sich beispielsweise Tee von Kamille, Ackerschachtelhalm, Gänseblümchen oder Ringelblume.

Des Weiteren kann man sich auf die Feuchthaltekraft von Honig- und/oder Weißkohlauflagen verlassen (weiteres dazu in Kapitel 6 und 7).

Für Spülungen sollte – abgesehen von diesen Tees – Ringerlösung (notfalls auch 5-prozentige Glucoselösung) verwendet werden, da diese eine optimale Nährlösung für die Fibroblasten darstellt. Sie enthält im Gegensatz zu 0,9-prozentiger Kochsalzlösung Kalzium, Magnesium und Kalium als lebenswichtige Elemente für jede Zelle. Kochsalzlösung entzieht den Zellen bei längerem Kontakt Kalium und diese platzen dann.

(Diese Wirkung kann man nutzen beim Auftreten einer Übergranulation. Statt der traumatisierenden traditionellen Ätztechnik kann man 1-2 Tage lang mit Kochsalzlösung getränkte Kompressen auflegen. Alternativ kann auch ein Fettgazeverband aufgelegt und elastisch komprimiert werden.)

Die Spüllösungen sollten eventuell angewärmt werden, um einen Kälteschock des Gewebes und damit die Störung der Wundruhe zu verhindern. Die Geschwürfläche kann dann berieselt oder aus einer 50ml-Spritze im Strahl gereinigt werden. Vorsichtiges Austupfen mit getränkten Kugeltupfern sollte bei der Notwendigkeit zur mechanischen Reinigung dem Auswischen mittels Kompressen vorgezogen werden, da sonst eine Verletzung des frischen Gewebes droht.

Eingetrocknete Verbände verletzen beim Wechsel das Wundbett. Um Verklebungen vor dem Abheben zu lösen, sollte man den alten Verband unter Umständen mit Ringerlösung anfeuchten. Eine Mazeration der Wundumgebung kann kurzzeitig (zum Beispiel im Rahmen eines Bades) in Kauf genommen, sollte auf Dauer aber vermieden werden.

Eine Abdeckung der Wundumgebung mit Zinksalbe sollte nur sehr gezielt stattfinden, da diese die Poren verstopfen und die Haut darunter dann nicht mehr atmen kann. Zinkoxyd ist an sich ein gutes Heilmittel. Es wirkt adstringierend, damit entzündungshemmend und schwach antiseptisch und vermag so der Beruhigung gereizter Haut und dem Schutz vor weiterer Mazeration (zum Beispiel bei Intertrigo) zu dienen. Bei stärkeren Entzündungen kann es jedoch durch Reibung zu stark reizen. Außerdem behindert es durch die gute Abdeckung des Gewebes eine genauere Beurteilung der Wundumgebung. Zur Wundvisite kann es am besten mit Olivenöl »abgeschminkt« werden.

Auf jeden Fall sollten bei der Neigung zur Mazeration eher kürzere Verbandswechsel-Intervalle angestrebt werden.

Eine »druckfreie« Atmosphäre schaffen – Vertrauen und Interesse wecken

Mitgestaltung des Heilungsverlaufs

Der Patient muss motiviert sein, den Heilungsverlauf aktiv zu »erdulden«, mitzugestalten. Er muss sich dabei verstanden und getragen fühlen. Auch die Angehörigen sollte man miteinbeziehen. Das reduziert das Skepsispotential.

Am Anfang muss eigentlich auch die Frage stehen: »Möchten Sie, dass Ihre Wunde sich schließt?« Öfter als man denkt, wird man erleben, dass der Patient in seiner offenen Wunde etwas sieht, das er gar nicht missen kann (zum Beispiel das Ventil für schlechte Energien oder Ähnliches). Dann sollte man zuerst eine seelische Bereitschaft für die Heilung erarbeiten.

Verminderter Lebenswille

Ein wesentlicher Grund für Dekubiti ist oftmals ein verminderter Lebenswille. Der Patient gibt sich selbst auf, der Sinn seines Körpers wird von ihm in Frage gestellt.

Seelische Probleme

Angst (zum Beispiel vor früher Entlassung), Familienprobleme, Gewissensnöte, Sorgen, innere Spannungen durch ungelöste Fragen wie die nach der weiteren Versorgung oder einer Heimunterbringung und Ähnliches lähmen den Heilungsvorgang und führen dazu, dass sich vor allem die Keimbesiedlung nachweislich verstärkt. Die Abwehrkraft des Organismus erscheint bedrängt.

Vertrauen des Patienten

Absolute Voraussetzung für einen günstigen Verlauf ist eine vertrauensvolle Beziehung des Patienten zu »seinem« Pflegenden und den angewandten Methoden.

Der Patient sollte selbst mittätig werden können. Seine Beobachtungen sind sehr wichtig, denn er ist derjenige, der bei jedem Verbandswechsel dabei ist.

Es versteht sich von selbst, dass jeder Verbandswechsel möglichst atraumatisch und schmerzfrei erfolgen sollte.

Ein rasches Vorgehen verhindert außerdem eine unnötige Auskühlung und Austrocknung der Wunde.

Eine geordnete frische Atmosphäre im Zimmer vermag die bedrängende Fixierung des Patienten auf das Wundproblem etwas zu lösen.

Wundgeruch

Gegen starken Wundgeruch können zum Beispiel Schalen mit duftendem Zitronenwasser (oder anderen wohlriechenden ätherischen Ölen) aufgestellt oder Kohlekompressen in den Verband integriert werden. Auch die Kamille vermag als Wundheilmittel den Geruch zu binden.

Die innere Haltung des Pflegenden darf nicht durch ein »Reparieren-Wollen« geprägt sein, sondern sollte ein aufmerksam begleitetes Anregen der Selbstheilungskräfte zum Ziel haben. Das fordert, innerlich aufrichtig zu sein, um überhaupt erst aufrichtend-stärkend nach außen wirken zu können.

Aufmerksames Begleiten der Wundheilung

Diese Haltung wird sehr schön durch ein Wort von Meister Eckehart ausgedrückt: »Man muss sorgsam sein und sich frei halten. Geschäftigkeit ist ein äußerliches Getue; aber (wahre) Tätigkeit, das ist, was man mit Bescheidenheit von innen her ausübt.«

Rhythmus trägt Leben – die sorgsam-tatkräftige Gelassenheit

Wichtig ist der Wechsel von aufmerksam begleiteten Ruhe- und aktiven Behandlungsphasen.

Der Wechsel von schützendem Verband und offener (Sonnen)-Licht- und Luftexposition (15-30 Minuten) kann nach unserer Erfahrung anregend auf den Heilungsverlauf wirken, auch wenn man so das Prinzip der feuchten, wärmehaltenden Behandlung kurzfristig verlässt.

Anregende Wirkung auf den Heilungsverlauf

Kurzzeitige, vielleicht sogar sich regelmäßig wiederholende Entzündungsreaktionen sollten zunächst als positive Reaktionen des Organismus gewertet werden. Sie sollten wach begleitet und im Rahmen gehalten werden. (Vgl. 8. Kapitel, S. 86.)

Entzündungsreaktionen

Änderungen in der Wundversorgung sollten klar überlegt und gezielt erfolgen. Mutig sollte man einige Tage an einem Konzept festhalten, um dem Organismus auch die Zeit zur Reaktion zu geben. Ein orientierungsloses Ausprobieren verschiedenster Substanzen und Methoden chaotisiert den Verlauf.

Festhalten an einem gewählten Konzept

Es ist eigentlich klar, dass bei sehr alten Wunden auch bei bester Versorgung einige Tage vergehen können, bis sie sich soweit erholt haben, dass eine sichtbar-positive Änderung eintreten kann.

Für die Konzeption der Behandlungsstrategie ist eine genaue Dokumentation (fotografisch/schriftlich) das wichtigste Instrument zur Bewusstmachung der verschiedenen Entscheidungsparameter.

Dokumentation des Verlaufs

Hilfreich kann dafür ein Dokumentationsbogen sein, der folgende Punkte enthält:

Wundanalyse/-diagnostik/-dokumentation*

Patientenname: Alter:

Ursache und Entstehungszeitraum der Wunde (Begleiterkrankungen?):

bisheriger Therapieverlauf (Rezidive? Allergien auf Externa?):

Lokalisation:

Klassifikation, z.B.:	Stadium 1:	persistierende Hautrötung bei intakter Haut
	Stadium 2:	Teilverlust der Haut: Blase, Abschürfung, oberflächliches Geschwür
	Stadium 3:	Schädigung des subcutanen Gewebes
	Stadium 4:	Gewebsnekrose, Schädigung von Muskeln, Knochen etc.

Ausmaß der Wunde**:   Durchmesser bzw. größte Länge und Breite, Tiefe
Unterminierung der Wundränder/Einblutung ins Gewebe
Taschen-, Abszess- oder Fistelbildung

Wundbeschaffenheit:	Schorf?	
	Nekrose?	trocken (schwarz, hart)
		feucht (weich, schmierig, grau-gelbliche Beläge)
		geschlossene, schwarze Nekrosekappe
	Wundschmerz?	akut oder chronisch
	Infektionszeichen?	Rötung der umgebenden Haut
		Schwellung
		Überwärmung
		eitrige Sekretion
		Schmerzen
		Fieber
	Exsudation?	trocken, feucht oder stark sezernierend
		serös, blutig oder eitrig
		(Geruch – süßlich, jauchig?)

---

*   Die Dokumentation sollte mindestens alle 1–2 Wochen erfolgen, auf jeden Fall aber jedesmal, wenn sich die Therapie ändert.

** Methoden zur Größenbestimmung:
1. Die Wundform/-größe kann auf eine transparente Folie abgezeichnet werden.
2. Die Volumenbestimmung kann geschehen mittels Füllung der Wundhöhle mit Ringerlösung oder ähnlichem und anschließender Abpipettierung mit einer Einmalspritze.
3. Die Unterminierung des Wundrands oder eine Taschenbildung kann durch Spülen mit einer Knopfkanüle erfasst werden.

	Wundränder?	glatt, unregelmäßig oder zerklüftet
	Granulation?	fest, rot, feinkörnig
		weich, blass-rosa, grobkörnig
		schlaff, zyanotisch-bläulich
	Blutungsneigung?	
	Epithelisierung?	beginnend (vom Rand her oder Inseln)
		abgeschlossen
Wundumgebung:		unauffällig
		gerötet (Erythem)
		marmoriert
		livide (Hämatom)
		verhärtet (Induration)
		aufgequollen (Mazeration)
		ödematös geschwollen
		ekzematös verändert

Einreibungen und Bewegung –
den Horizont erweitern

Der Wundrand sollte gepflegt werden. Dies kann zum Beispiel mit Ringelblumensalbe geschehen (vor allem bei zerrissen wirkenden Wundrändern). Sie lindert die Wundrandschmerzen und belebt das umliegende Gewebe.

Pflege des Wundrandes

Eine leichte Entzündung der Wundränder beispielsweise durch den anfallenden Wundschutt ist normal und unbedenklich. Trotzdem muss auf Entzündungen durch Unverträglichkeitsreaktionen, mangelnden Flüssigkeitsgehalt oder bakterielle Infiltration geachtet werden. Sekretreste sollten entfernt werden.

Die weitere Wundumgebung (eventuell auch die ganze Extremität) kann durch Rhythmische Einreibungen nach Wegman/ Hauschka belebt werden.

Belebung der weiteren Wundumgebung

Diese regen auch die Wahrnehmung und Kräftigung der gesunden Körpergrenzen an. Außerdem können durch die damit verbundene vorsichtige Palpation Veränderungen des Wundrandes besser beurteilt werden.

Milzeinreibungen mit 0,4-prozentiger Kupfersalbe stärken die Durchwärmung und Abwehrkraft und führen so zu einer Stabilisierung der leiblichen Integrität.

Milzeinreibungen

Das Aufrichten des Kranken bei der Mobilisation steigert die Eigenwahrnehmung, unterstützt die Ordnung der Lebensvor-

Mobilisation

gänge, erweckt eine wache Anteilnahme an der Umwelt und verbessert so die seelische Verfassung. Muskeltätigkeit bedeutet auch Gefäßtraining und wirkt so einem der Hauptprobleme in bezug auf die Wundheilung entgegen (siehe unten).

Die Ernährung –
Grundlage für Wachstum und Regeneration

Viel trinken lassen! Auf eine gute Flüssigkeitszufuhr (ca. 2 Liter täglich) ist unter anderem deswegen zu achten, weil nur so der Abtransport von »Abfallstoffen« über die Lymphbahnen möglich ist. Außerdem ist dies die Voraussetzung für einen stabilen Kreislauf und eine gute Gewebeelastizität.

Medizinische Tees (zum Beispiel aus Birkenblättern oder Goldrute) führen zu einer unterstützenden Stoffwechselanregung, Durchwärmung und inneren Reinigung. Hier sollte man gegebenenfalls auch an Reinigungseinläufe denken.

Ebenfalls hilfreich ist eine vegetarische Kost (mit kieselsäurereicher Rohkost).

Mangelernährung Typisches Zeichen einer Mangelernährung des Granulationsgewebes ist ein blasses, glanzloses Aussehen. Da oft eine allgemeine Mangelernährung vorliegt und zudem mit dem Wundsekret große Mengen an Eiweiß, Mineralstoffen etc. verloren gehen **Zufuhr von Eiweiß,** können, sollte vor allem auf die ausreichende Zufuhr von Ei- **Vitaminen und** weiß, Vitaminen (vor allem der Vitamine A, C und E) und Spu- **Spurenelementen** renelementen (vor allem Zink und Selen) geachtet werden.

Diese Stoffe sind für chemotaktische und andere Prozesse in der Wunde wichtig.

Vitamin A stimuliert die Zellerneuerung.

Vitamin C fördert den Aufbau der Kollagenfasern und festigt das Bindegewebe.

Vitamin E fängt schädigende Einflüsse in Form von freien Radikalen ab.

Zink wird zum Beispiel für die Zellteilung, die DNA-, Protein- und Kollagen-Synthese benötigt und ist für die Vermehrung und Transformation der Lymphozyten erforderlich.

Eisen benötigen die Granulozyten für ihre Funktion der Bakterienabtötung. Außerdem wird es benötigt, um das Gewebe mit Sauerstoff zu versorgen.

Eiweiß- und Vitaminmangel führen unter anderem zu einer eingeschränkten Immunantwort mit erhöhter Infektionsanfälligkeit.

50

Wichtig für die Stärke, Funktionsfähigkeit und Flexibilität der Zellmembranen sind neben Eiweißen und Lipiden (ungesättigten Fettsäuren) Cholesterol und Vitamin E.

Das Problem des Zusammenbruchs der Lipidschicht der Zellmembran durch freie Radikale kann durch ausreichende Bereitstellung von Antioxidantien und mehrfach ungesättigten Fettsäuren gemildert werden.

Minderung des Zusammenbruchs der Lipidschicht

Freie Radikale entstehen durch Autoxidation im Wundbereich und werden durch die weißen Blutkörperchen auf ihrer Mission, Bakterien und Viren abzutöten, erzeugt; an dieser Stelle sind sie auch sinnvoll.

Die Zellbeschädigung beginnt dann mit den Lipidmolekülen. Eine einzige Lipidmolekülradikale kann eine Kettenreaktion auslösen, wodurch giftiges Lipidperoxyd entsteht. So wird die Zellmembran von zum Beispiel Blutgefäßen aufgelöst und löchrig. Ödeme bilden sich, die Wundheilung wird verzögert. In Keloiden und Narben findet sich ein erhöhter Gehalt an Lipidperoxyden.

Kettenreaktion durch freie Radikale

So bekommt die Säuberung einer Wunde neben der Entfernung des für eine Bakterienansiedlung günstigen Nährbodens einen weiteren Sinn.

Antioxidantien (= Radikalfänger) sind beispielsweise Karotinoide, die Vitamine A, B2, C und E, Flavonoide, Polyphenole und Tannin.

Theoretisch sollten alle Antioxidantien, die zum Schutz der Zellen vor reaktiven Sauerstoffarten benötigt werden, in unserer täglichen Nahrung, vor allem in Obst und Gemüse enthalten sein.

Antioxidantien in der täglichen Nahrung

Folgende Tabelle soll einige Quellen aufzeigen:

Karotinoide	Aprikosen, Feldsalat, Möhren, Grünkohl und andere Kohlsorten, Spinat, Kürbis, Kopfsalat, Tomaten, Zitronen, Knoblauch, rote und gelbe Paprika
Vitamin A	Spinat, Mais, Chicorée, Feldsalat, Grünkohl, Tomaten, Paprika, Leber, Käse, Eigelb, Aprikosen, Hagebutten, Honigmelonen
Vitamin C	Paprika, Broccoli, Zitrusfrüchte, Weißkohl, Fenchel, Orangen, Petersilie, schwarze Johannisbeeren, Grünkohl, Sanddorn, Kiwi
Vitamin E	Pflanzenöle, Nüsse, Leinsamen
Phenole	Grüntee, Schwarztee, Kaffee, Rotwein, Trauben, Rosinen, Kirschen, Äpfel, (Trocken-)Pflaumen, Weizenkleie

Andere wichtige bereits genannte Nährstoffe und ihre Quellen:

Eisen   Sesam, Hirse, Spinat, Hafer, Bohnen, Linsen, Eier, rote Früchte, Leber, schwarze Johannisbeeren, Feigen, Pfifferlinge, Brennessel, Sonnenblumenkerne, Pistazien, Pfirsiche

Selen   Sonnenblumenkerne, Sojabohnen, Kokosnüsse, Weizenkleie

Zink   Hafer, Roggen, Käse, Weizenkleie, Hefe, Nüsse, Eier, Linsen, Sojabohnen, Geflügel, Vollkornprodukte

Nebendiagnosen beachten – die Grunderkrankungen als Hürden

Hindernisse der Wundheilung

Folgende Probleme behindern grundsätzlich die Wundheilung und sollten von ärztlicher und pflegerischer Seite berücksichtigt werden:

- herabgesetzter Immunstatus (zum Beispiel durch die Behandlung mit Cortison, Zytostatika, Antibiotika)

- Stoffwechselerkrankungen (wie zum Beispiel Diabetes mellitus, erhöhte Blutfette; beides hat meist Durchblutungsstörungen zur Folge)

- Herz-Kreislauf-Erkrankungen; diese führen zur Minderdurchblutung der Haut und Ödembildung. Durch die Flüssigkeitseinlagerung werden die Gewebezellen von den kleinen Blutgefäßen weggedrängt. Dadurch verlängert sich die Diffusionsstrecke des Sauerstoffs vom Blutgefäß zur Zelle.
Wichtig für die Behandlung ist die korrekte Unterscheidung der Ödemursachen:
Stauung durch Herzinsuffizienz oder venöse Insuffizienz, Lymphstau, Eiweißmangel oder gar lokale Entzündung.

- Gefäßerkrankungen (wie Arteriosklerose, arterielle Verschlusskrankheit, venöse Insuffizienz)

- Lungenerkrankungen oder Anämie; auch hieraus folgt eine mangelnde Sauerstoffversorgung des Gewebes.

- Exsikkose (zum Beispiel durch Fieber)

- Immobilität (zum Beispiel durch Lähmung, chronische Schmerzen bei Arthrose oder Ähnliches)

52

- psychische Instabilität (auch bei Behandlung mit Psychopharmaka; die dadurch reduzierte Spontanmobilität ist zum Beispiel eine wichtige Ursache für Druckgeschwüre)

- Inkontinenz (speziell bei Wunden im Intimbereich, vor allem Dekubiti). Der auf feuchter Haut erhöhte Reibungskoeffizient fördert mechanische Schädigungen. Die Ammoniakbildung bei der Zersetzung von Stuhl und Urin führt zu Hautreizungen durch den erhöhten pH-Wert (Störung des Säureschutzmantels), außerdem fallen Enzyme an, die einen Zellabbau nach sich ziehen. Inkontinenz

Kaum zu beeinflussen sind physiologische Altersveränderungen, die unter anderem zu reduzierten Zellaktivitäten führen. Während sich bei einem 10jährigen eine 20 Quadratzentimeter große Hautwunde innerhalb von 20 Tagen schließt, benötigt ein 60-80jähriger etwa 100 Tage dafür. Das Alter

Das Geheimnis einer Wunde

Dieses Kapitel beschließend soll auf einen Spruch hingewiesen werden, den Rudolf Steiner im sogenannten Samariterkurs gegeben hat:[2]

> *»Quelle Blut*
> *Im Quellen wirke*
> *Regsamer Muskel*
> *Rege die Keime*
> *Liebende Pflege*
> *Wärmenden Herzens*
> *Sei heilender Hauch«*

Dieser Spruch kann auf verschiedenen Ebenen betrachtet werden. Ein Aspekt kann der sein, dass sich in diesem Spruch jede Zeile einem Lebensprozess zuordnen lässt, dann aber eine Reihenfolge dieser Vorgänge gegeben wird, wie sie den Notwendigkeiten im günstigsten Verlauf der drei Wundheilungsphasen entspricht. Zuordnung zu den Lebensprozessen

Quelle Blut	- Absonderung	*Reinigungsphase
Im Quellen wirke	- Ernährung	*Granulationsphase
Regsamer Muskel	- Atmung	
Rege die Keime	- Wachstum	
Liebende Pflege	- Erhaltung	
Wärmenden Herzens	- Wärmung	*Regenerationsphase
Sei heilender Hauch	- Reproduktion	

53

Mit Recht äußert Rudolf Steiner zu diesem Spruch: »In diesen Zeilen ist alles enthalten, was zur Pflege einer Wunde notwendig ist, und diese Zeilen sind das, was man das Geheimnis einer Wunde nennen kann, ...«

Die helfende liebende Seele Er sagt, es sind »Worte ..., welche aus geistiger Anschauung heraus, in der helfenden liebenden Seele erfühlt, die werktätige geistige Liebe hinübertragen können aus der verbindenden Hand, aus dem helfenden Leibe – auf geistige Art – in denjenigen, dem geholfen werden soll. ...

Ich glaube zu wissen, dass die Seele, die sich mit solcher Gesinnung erfüllt, der Hand, die helfen will, eine helfende Kraft zu geben in der Lage ist.«

»Verliert nicht den Glauben an den Geist, bewahrt ihn auch bis in eure Handgriffe hinein.«

IV. KAPITEL

Weitere moderne Therapieverfahren

Bei der *Vakuumversiegelung* wird nach Abtragung von Nekrosen und Belägen eine hermetisch geschlossene Atmosphäre unter einem Okklusivverband angelegt. Das evakuierende System besteht aus den vier Hauptkomponenten Polyvinylalkohol-(PVA)-Schwamm, Drainage, Versiegelungsfolie und Pumpe.

Vakuumversiegelung

Beim Aufbringen auf die Wunde wird der gesamte Bereich, einschließlich der benachbarten Hautränder vollständig mit dem Schwamm abgedeckt und mittels Gel sowie einem wasserdampfdurchlässigen Verband abgeklebt. Mit Hilfe einer Pumpe erfolgt über Drainageschläuche der Aufbau des Vakuums (eventuell genügt auch ein Redon-System).

Technik

Die dadurch hervorgerufene Flächenpressung des Schwamms auf die Wundfläche führt zu einer mechanischen Stimulation der Gewebeneubildung und damit zu einer guten Konditionierung der Wunde.

Mechanische Stimulation der Gewebeneubildung

Ein weiterer Vorteil der Vakuumversiegelung liegt im Schutz vor bakteriellen Infektionen durch die Abdichtung mit dem bakterienundurchlässigen transparenten Polyurethan-Verband.

Schutz

Auch die lokale Applikation von *thrombozytären Wachstumsfaktoren* soll die Wundheilung fördern.

Thrombozytäre Wachstumsfaktoren

Zur Herstellung autologer thrombozytärer Wachstumsfaktoren werden 100-200 ml antikoaguliertes Blut verarbeitet. Durch Zentrifugieren werden die Thrombozyten isoliert. Die Zugabe von Thrombin induziert die Degranulation der alpha-Granula und das Freisetzen der thrombozytären Wachstumsfaktoren. Das Wachstumsfaktorenkonzentrat wird verdünnt in Portionen abgefüllt und eingefroren.

Technik

Einmal täglich wird eine Portion auf Kompressen aufgetragen und auf die Wunde gelegt. Es folgen im Sinne eines semiokklusiven Verbandes Fettgaze und eine abschließende Deckung mit Kompressen.

Die Wundheilung ist – wie bereits beschrieben – das Ergebnis einer komplexen Interaktion verschiedener Serumenzymkaskaden und zellulärer Komponenten. Die Wunde selbst stellt einen Bezirk mit intensiver zellulärer Bewegung, Zellteilung, Angiogenese und Biosynthese dar.

Beginnend mit der Verletzung wird durch Auslösen der Gerinnungskaskade die Blutung gestillt. Die gleichzeitige Aktivierung der Komplementkaskade führt zur Bildung chemotaktisch wirkender Faktoren, die Aktivierung der Kininkaskade zur Gefäßdilatation und Erhöhung der Kapillarpermeabilität.

Beide Mechanismen erleichtern die Wanderung einer Vielzahl von Zellen wie Monozyten, Plättchen, Fibroblasten sowie mesodermaler, endothelialer und epithelialer Zellen.

Lokal scheinen aus Makrophagen und Thrombozyten freigesetzte Wachstumsfaktoren eine entscheidende Rolle zu spielen. Dabei handelt es sich um Polypeptide, die die Proliferation, Migration und Transformation von Zellen, die an der Wundheilung beteiligt sind, beeinflussen.

Die sechs wichtigsten Wachstumsfaktoren für den Bindegewebsaufbau und die Angiogenese sind: PDGF (Platelet Derived Growth Factor), PDAF (Platelet Derived Angiogenesis Factor), TGF-beta (Transforming Growth Factor), PF-4 (Platelet Factor 4), FGF (Fibroblast Growth Factor) und EGF (Epidermal Growth Factor).

Infolge des primär den Plättchen entstammenden Wachstumsfaktors PDGF beginnen die Fibroblasten mit der Produktion extrazellulärer Matrix aus Fibronektin, Kollagen und Polysacchariden. Diese Matrix ist ein Netzwerk, das die Zellen umgibt.

EGF fördert die Wundheilung durch Stimulation der Keratinozyten und Fibroblasten und beschleunigt die Epithelisierung. EGF konnte in Thrombozyten, Makrophagen, Monozyten, Zellen der Speicheldrüse und der Niere nachgewiesen werden.

Es gibt bis heute kein abschließendes allgemeines Bild über die »Choreographie« epidermaler und dermaler Wachstumsfaktoren.

Diskutiert wird weiterhin eine onkogene Potenz einiger dieser Stoffe.

Relativ selten ist der Einsatz von *Epidermis-Äquivalenten* aus autologen Keratinozyten, die aus der äußeren epithelialen Haarwurzelscheide (outer root sheath, ORS) von ausgezupften Skalp-Anagenhaaren gewonnen und angezüchtet werden. Dies ist auch noch bei sehr alten Patienten möglich.

Das Keratinozytentransplantat muss jedoch hoch differenziert sein, um im proteolytischen Milieu der chronischen Wunde persistieren zu können.

Bei der *Low-Level-Laser-Therapie* soll das Laserlicht von den Zytochromen und Flavoproteiden in der Mitochondrienmembran absorbiert werden. Es entsteht ein photochemischer Protonengradiant, der die Energie-(ATP)-Erzeugung unterstützt. Die Zellproliferation und Funktion von Granulozyten, Monozyten, Fibroblasten, Lymphozyten, Endothelzellen und Keratinozyten wird so stimuliert.

Laser-Therapie

Die therapeutische Wirkung der *Elektrotherapie* beruht zum einen darauf, dass bestimmte Ströme direkt erweiternd auf die Gefäße der schlecht durchbluteten Gebiete einwirken, zum anderen lösen sie segmental-reflektorisch – wie bei der Bindegewebsmassage – spastische Verengungen der Blutgefäße.

Elektrotherapie

Weitere Methoden zur Stimulation der Wundheilungsvorgänge sind zum Beispiel die Anwendung von *Kollagenschwämmen* (granulationsfördernd, blutstillend) oder *Hyaluronsäurebiopolymeren.* Hyaluronsäure ist als Mucopolysaccharid ein wichtiger Bestandteil der neuentstehenden extrazellulären Matrix. Sie kann viel Flüsigkeit aufnehmen und schützt das frische Gewebe vor freien Radikalen.

Kollagenschwämme

Hyaluronsäure-biopolymeren

Alginat-Verbände werden vor allem auch bei zerklüftetem Wundgrund oder unterminierten Wundrändern angewendet. Sie bestehen aus Calcium-Alginat-Fasern, die sich im Austausch mit Natriumsalzen von Blut und Sekret in ein hydrophiles Gel verwandeln. Infolge des intrakapillären Saugvermögens werden überschüssiges Wundexsudat, Detritus und Keime aufgenommen und beim Verbandswechsel mit entfernt. Leichte Blutungen kommen durch die Alginate zum Stehen.

Alginat-Verbände

V. KAPITEL

Schleimhautbehandlung

Ein Zustand zwischen
Festem und Flüssigem
Schleim ist die Stufe zwischen Festem und Flüssigem, ein labiler Übergangszustand, der bei Trocknung schnell ins Starre, Spröde und Rissige übergeht.

Bei Überproduktion im Organismus (zum Beispiel bei Entzündungen) erscheint dagegen ein triefender, überquellender Sekretfluss.

So finden wir den Schleim, stofflich betrachtet, zwischen dem auflösend-belebenden Wässrigen und den formbildend-verhärtenden Gerbstoffen.

Was tun bei
Austrocknungstendenz?
Bei einer bestehenden Austrocknungstendenz der Schleimhaut kann diese feuchtgehalten werden

- durch eine ständige Flüssigkeitszufuhr (in Form von Trinken, Gurgeln, Luftbefeuchtung, Dampfinhalation oder Ähnlichem) oder

- durch eine intermittierende Applikation von »Ersatz«-Schleim (»künstlicher Speichel«, Haferschleim, weiche Butter, Milch, Rizinusöl oder Tee von schleimhaltigen Drogen wie Huflattich, Königskerze, Leinsamen, Malve, Weizenstärke, Eibischwurzel).

So bildet sich ein Schutzfilm wie ein Flüssigpflaster gegen mechanische Reize und chemisch irritierende Substanzen.

Vorhandene Borken und Beläge werden gelöst. Die Schleimhaut kann sich regenerieren.

Mundpflege
- Vor allem im Bereich der Mundpflege geht es darum, die körpereigene Schleimbildung, den Speichelfluss anzuregen.

Hierfür bieten sich kühlende Substanzen an wie beispielsweise Pfefferminztee oder verdünnter (eventuell leicht gesüßter) Zitronensaft.

Etwas ungewöhnlich ist das Einbringen gekühlter oder gar eingefrorener Fruchtstückchen (zum Beispiel Mandarinenschnitze), die in eine Kompresse gepackt und dann wie eine Art Lolly appliziert werden. Günstiger Nebeneffekt ist dabei die mechanische Reibung beim Lutschen, welche für die Reinigung der Schleimhaut von Borken und Belägen sorgt.

Gerbstoffe (zum Beispiel in Kaffee, Schwarztee, Ratanhiazubereitungen oder Tee von Eichenrinde, Salbei, Odermennig oder Walnussblättern) sind bei überschießender Schleimproduktion (zum Beispiel chronischem Katarrh) angezeigt.

Überschießende
Schleimproduktion

Kontraindiziert ist deren Anwendung bei normaler oder gar verringerter Schleimbildung.

Da die Gerbstoffe zu einer Eiweißkoagulation des oberflächlichen Gewebes führen und dieses in eine dichte Schicht verwandeln, würde es durch diesen Schrumpfungsprozess unter Umständen zu schmerzhaften Rissbildungen kommen und eine bereits bestehende akute Entzündung verstärkt werden. In konzentrierter Form wirken Adstringentien eventuell sogar ätzend!

Wirkung der Gerbstoffe

Gerbstoffe führen zu einer gedrosselten Durchblutung, was bei einer Blutungsneigung genutzt werden kann. Die Schleim- und Talgdrüsen verringern ihre Absonderung. Die Schleimhaut wird trocken. Die gegerbte Schleimhaut wird später zugunsten neuen gesunden Gewebes abgestoßen.

Dieses Adstringieren hat eine lokalanästhesierende und keimhemmende Wirkung, da den Bakterien der Nährboden entzogen wird (Leder fault nicht!).

Mit Vorsicht sollten ätherische Öle angewandt werden. Sie können – auch verdünnt – zu Schleimhautreizungen führen. Milde ätherische Öle wie zum Beispiel der Kamille oder Ringelblume können jedoch wegen ihrer direkt keimhemmenden Wirkung und als Geschmacksstoffe in Kombination mit anderen schleimhautpflegenden Substanzen wertvolle Hilfe leisten.

Vorsicht mit
ätherischen Ölen!

Glycerin zieht Wasser an und bewirkt eine kurzfristige Reizung und Brennen. Es wirkt ebenfalls schwach antiseptisch.

VI. KAPITEL

Der Weißkohl in der Wundbehandlung

Geschichte

Schon im Altertum ein
geschätztes Heilmittel

Die Römer schätzten den Kohl sehr. Er war eine ihrer wichtigsten Arzneipflanzen, zum Beispiel als Vorbeugungsmittel gegen die Pest oder zur Wundbehandlung der Legionäre.
Marcus Porcius Cato (234-149 v.Chr.) verfasste wenige Jahre vor seinem Tod ein Werk über den Landbau »De agri cultura«, in dem er seine Erfahrungen über den ländlichen Alltag, die praktische Arbeit in Feld und Hof, Haus- und Heilmittel für Mensch und Tier niederschrieb.

Äußerliche Anwendung
bei den Römern

Über die äußerliche Anwendung von Kohlblättern schreibt er: »Auf alle Wunden und Geschwülste lege (den Kohl) zerrieben auf; er wird alle Geschwüre reinigen und heilen ohne Schmerz; er bringt Geschwüre zur Reife und lässt sie auch aufbrechen, er wird faulende Wunden (…) reinigen und heilen, was kein (anderes) Heilmittel leisten kann (…).«
In den Schriften an seinen Sohn, die diesem einen rechten Lebensweg weisen sollten, betont Cato ausdrücklich die besondere Heilkraft des Kohls, denn auch die Soldaten heilten »ihre ruhmreichen Narben mit dem Kohl, der nichts kostet, wobei ihnen dasselbe Grundstück als Garten wie als Apotheke dient: indem es ihnen Nahrung gibt, heilt es auch.«

Das »Kräuterbuch« des
Hieronymus Bock

Aus der Renaissancezeit ist der deutsche Arzt Hieronymus Bock (um 1489–1554) zu erwähnen. In seinem Kräuterbuch führt er aus: »Wer kan und mag alle krafft und tugent des gemeynen Cappes krauts erzählen? (…) Unsere Bawren lassen sich nicht mit verbotten dahin bringen / das sie des Cappes abstünden / vermeinen gesundtheit bey dem Cappes zuo holen. (…) allein wolt ich / das unsere gemeine gewaechß nicht so gar verachtet / sonder widerumb inn brauch kämen / fuernemlich die Koelkreutter / welche so hefftig in Catone und Plinio gepreiset werden / das ein jeder Haußvatter wol mag sagen / er hab sein Apotecken inn garten under die Koelkreutter gesetzt.« Die innerliche Anwendung bei Bock reicht vom Gallenstein bis

60

hin zur Abwehr von Schlangengift. Äußerlich lassen sich nach ihm mit Kohlblättern alle möglichen Arten von Hauterkrankungen, Haarausfall und sogar die Folgen eines Hundebisses mit Tollwut heilen.

Menschlicher Urin nach dem Genuss von (Rot-)Kohl könne Geschwüre zum Verschwinden bringen und, als Waschung benutzt, Kinder vor vielen Krankheiten schützen.

Auch Urin
ein altes Heilmittel

»Zuo den alten Schaeden und geschwaeren ein Experiment. Nimm Koelkraut im außgehenden Hewmonat / thuo die mittel rippen davon / koch die bletter inn weissem Wein / und wasche die schenkel mit der brue / darnach leg die bletter warm darauff es miltert den schmertzen / und heilet sanfftiglich.«

Der Basler Botaniker Caspar Bauhin (1560–1624) stellt in seinem Kräuterbuch von 1613 sechzehn verschiedene Kohlpflanzen dar mit dem Kommentar: »Der Kohl mäßigt und reinigt.«

»Der Kohl reinigt«

Pflanzenbetrachtung

Familie der Kreuzblütler

Die Familie der Kruziferen ist mit etwa 350 Gattungen und 3000 Arten hauptsächlich über die Nordhalbkugel und hier vor allem im Mittelmeergebiet verbreitet. Sie findet sich vor allem auf wenig fruchtbaren, kargen Böden. Viele dieser Pflanzen trotzen den oft mangelhaften Bodenverhältnissen als sogenannte »Unkräuter« ihr Leben ab. Mehr als die Hälfte von ihnen sind Gebirgsbewohner, die mit einer ganzen Anzahl von Arten auch in der ausgesprochenen Hochgebirgsflora vertreten sind. Außerdem gehören einige zu den wenigen Pflanzen, die sogar in der Nähe der Pole noch ausreichende Lebensbedingungen finden.

Standorte
der Kruziferen

Die gemeinsamen Merkmale der Kreuzblütler sind unter anderem vier Kelchblätter, vier kreuzweise sich gegenüberstehende Blütenblätter, ein runder Stengel, spiralig angeordnete Blätter und Schoten oder Schötchen als Früchte. Ihre Samen enthalten viel Öl. Alle Kreuzblütler haben Blätter und Stengel überzogen mit einer dünnen blaugrünen Wachsschicht.

Gemeinsame Merkmale

Keimen, Wurzeln, Blatt- und Blütenbildung und das Fruchten folgen sehr rasch aufeinander.

Typischerweise nehmen die Kruziferen den Schwefel aus dem Boden als Senfölglykoside in sich auf. Dies trägt auch zu deren charakteristischem Geschmack bei, der sich als streng, ziehend, beißend, scharf beschreiben lässt.

Als »Unkräuter« finden sich zum Beispiel Ackersenf, Acker-hellerkraut, Ackerhederich, Hirtentäschel, Löffelkraut und Wiesenschaumkraut. Angebaut werden Brunnenkresse, Meerrettich, Raps, Rettich, schwarzer Senf und Zuckerrübe.

Brassica oleracea – der Küchen- oder Garten-Kohl

Durch Kultur entstanden

Es wird vermutet, dass der als Brassica oleracea bezeichnete Formenkreis im Mittelmeergebiet aus einer oder mehreren der dort an Felsküsten wachsenden Brassica-Sippen durch Kultur entstanden ist und sich von dort aus durch den Völkerverkehr zur Zeit der Kelten, schon vor der Römerherrschaft in Gallien und Britannien nach West- und Mitteleuropa verbreitet hat.

Als wichtiger Bestandteil des römischen Gartenbaus wanderte der Kohl über die Alpen in die römisch kultivierten Gebiete Westeuropas. Dort haben ihn dann die Germanen als eine wichtige Kulturpflanze kennengelernt.

Die Römer kannten bereits Blattkohl mit glatten und krausen Blättern sowie Vorläufer von Kopfkohl und Kohlrabi.

Hildegard von Bingen (1098–1179) bezeugt in ihrer als »Physica« bekannten Naturkunde zum ersten Mal eine richtige Kopfbildung mit festem Blattschluss.

Die Tatsache, dass der Kopfkohl offenbar in Mitteleuropa entstanden ist, lässt sich aus den durch das Klima hervorgerufenen Bedürfnissen des Menschen erklären.

Gute und langzeitige Vorratslagerung

In der Heimat des Gartenkohls, im Mittelmeerraum, wurden, wie heute noch, in großem Umfange Blattkohle der verschiedensten Art angebaut. In den Gebieten nördlich der Alpen mussten Kohlformen besonders vorteilhaft sein, die sich gut lagern und als Vorrat für den Winter aufbewahren ließen. Das war bei den kopfbildenden Formen der Fall, weil diese bei der Lagerung wegen des festen Blattschlusses nicht austrocknen und auch der Verlust an organischer Substanz durch Atmung gering ist.

Ursprünglich ein stark verzweigter Halbstrauch

Die Urform des Kohls an den felsigen Küsten des Ärmelkanals, des Atlantiks und des westlichen Mittelmeeres ist ein stark verzweigter, lockerwüchsiger Halbstrauch mit kriechendem Stengel, wenigen fleischigen, blaugrünen, stark geschlitzten Blättern von zäh-harter Konsistenz und scharfem Geschmack. Diese sind verhältnismäßig klein, leierförmig und behaart.

Durch Züchtung entstand eine enorme Sortenvielfalt.

Die Kulturpflanzen zeichnen sich dadurch aus, dass die verschiedensten Organe der Pflanze vergrößert, oft auch auffallend fleischig und saftig und dadurch für die menschliche oder tierische Nahrung verwendbar geworden sind.

»Es ist eigenartig, wie diese Familie (der Kreuzblütler) überall Köpfe zum Vorschein bringt. Wir haben bei der Kohlrübe den Wurzelkopf, beim Kohlrabi den Stengelkopf, beim Weißkohl den Blätterkopf, beim Rosenkohl den Knospenkopf und beim Blumenkohl den Blütenkopf.« (Rudolf Hauschka)

Der Kohl liebt einen stickstoff-, humusreichen und tiefgründig gelockerten, wasserspeichernden Boden. Dunggüsse aus vergorener Jauche belohnt er mit üppigem Wachstum. Stallmist ist als Dünger wegen der Langsamkeit der Nährstoffaufnahme des Krauts besonders geeignet; gleichzeitig bietet er guten Schutz gegen Austrocknung und Verkrustung und hält zugleich durch seinen starken Geruch Läuse fern. Will man verhindern, dass sich der Boden erschöpft, so darf Kohl höchstens jedes dritte Jahr auf derselben Fläche angebaut werden.

Aufgrund seiner maritimen Abstammung verlangt der Kohl ein feucht-mildes Klima mit langem Herbst, während Trockenheit im Sommer und Herbst für den Anbau nachteilig ist. In nassen Jahrgängen gedeiht das Kraut besser und wird größer als in trockenen, ist aber lange nicht so haltbar, weil es zu viel Wasser in sich aufnimmt. Es wächst, bis Winterfröste kommen.

Auffallend ist der starke Befall durch Krankheiten und (spezielle Kohl-)Schädlinge, deren Zahl und Vielfalt dem Charakter der Pflanze entsprechen.

Ebenso sind Bildungsabweichungen häufig und mannigfaltig.

Inhaltsstoffe

Gefrorener Winterkohl besitzt einen höheren Zuckergehalt, der sich beim Auftauen aus der Stärke (ca. 0,6 Prozent der Kohlenhydrate) bildet.

Die ungesättigten Fettsäuren sind hochwertig, aber nur in geringer Menge enthalten.

Als Mineralien spielen eine besondere Rolle Schwefel (bis zu acht Prozent in der Asche), Eisen (vor allem im Winterkohl, hier teilweise mehr als im Spinat), Kalzium (vor allem im Wirsing), Phosphor, Jod, Zink, Mangan und Chlor.

Als Mineralsalze erscheinen vor allem KSO_4, KNO_3, FeO und MgO.

Bei den Vitaminen sind zu ergänzen Folsäure, Nicotinamid (beide früher zum Vitamin-B-Komplex gezählt) und das soge-

Tabelle: **Inhaltsstoffe von Kohlgemüse in 100 g essbarem Anteil (Mittelwerte)**

Bestandteil	Wasser in g >	Eiweiß	Fett	Kohlen- hydrate	Roh- faser	Mineral- stoffe	Carotin in mg >	Vit.B1	Vit.B2	Vit.C
Weißkohl	92,1	1,37	0,20	4,24	1,5	0,59	0,042	0,048	0,043	45,8
Wirsing	90,0	2,95	0,38	4,37	1,2	1,1	0,039	0,05	0,057	45,0
Rotkohl	91,8	1,5	0,18	4,75	1,1	0,67	0,03	0,068	0,05	50,0
Rosenkohl	85,0	4,45	0,5	7,2	1,45	1,4	0,4	0,11	0,14	114,0
Grünkohl	86,3	4,3	0,9	5,1	1,7	1,7	4,1	0,1	0,25	105,0
Chinakohl	95,4	1,19	0,3	1,96	0,5	0,65	0,078	0,03	0,04	36,0
zum Vergleich:										
Zwiebel	87,6	1,25	0,25	9,55	0,76	0,59	0,3	0,33	0,28	85,0
Kopfsalat	95,0	1,25	0,22	2,17	0,64	0,72	7,9	0,62	0,78	130,0

(aus: W. Franke. Nutzpflanzenkunde. Stuttgart 1981)

nannte Vitamin U (= Methylmethioninsulfoniumbromid, ein hochwertiger Eiweißbaustein, der 1950 von Cheyney in USA entdeckt worden ist).

Die Innenblätter von Kopfkohl zeigen im Vergleich mit denen von Blattkohl eine Verringerung des Gehalts von verschiedenen Stoffen wie Chlorophyll, Karotin, Kalzium, Eisen oder Phosphorsäure.

Kopfkohl und Blattkohl

Außerdem sind der Trockensubstanzgehalt, aber auch die relative Eiweißmenge und die Wertigkeit des Eiweißes beim Kopfkohl vermindert. Erhöht sind dagegen der Zuckergehalt sowie die Kalium- und Natriumwerte.

Bestimmte Substanzverbindungen erklären besondere Wirkungen des Kohls bei innerlicher Anwendung:

Innerliche Anwendung

Schleimstoffe schützen die Magenwand vor Säure (Ulcusprophylaxe und -behandlung).

Dithioltione, Indole und Sulforaphane aktivieren in der Zelle Entgiftungsenzyme (thio-/sulfo- = Schwefel). Dadurch werden Toxine (auch Karzinogene) angezogen und zerstört.

Flavonoide (gelbe Pflanzenpigmente vor allem im Weißkohl) wirken als Entgifter besonders im Darm und schützen vor Magengeschwüren und Krebs; eine gefäßabdichtende Wirkung wird vermutet.

Isothiozyanate und Phenole wie Koffein- und Ferulinsäure wirken ebenfalls krebshemmend und desinfizierend.

Phytonzide besitzen als ätherische Öle bakterizide und fungizide Wirkung.

Zusammenfassung

Die Austrocknung des Kohls wird wegen der erst durch Züchtung entstandenen Kopfform verhindert. Dadurch wird er auch zum gut lagerfähigen Wintergemüse.

Gut lagerfähiges Wintergemüse

Diese typische Kugelform hat aber auch einen teilweisen Qualitätsverlust der inneren Blätter zur Folge. Die Blätter bedecken sich, sodass (vor allem beim Weißkohl) kein Licht nach innen gelangen kann. Sie »umhüllen« sich gegenseitig. So sind die äußeren Blätter von dunklerem Grün und derber, die inneren dagegen weißlich-gelb und zart.

Der »Krautkopf«

Beschädigte Krautköpfe faulen sehr schnell. Auch gegen vielerlei Schädlinge und Krankheiten kann sich der Kohl nur mangelhaft abgrenzen.

Im Gegensatz zum Wildkohl und den anderen Kruziferen beansprucht der Gartenkohl einen nährstoffreichen Boden – am liebsten organisch gedüngt. Zuviel Feuchtigkeit lässt ihn groß, jedoch qualitativ schlecht werden!

Die Wurzeln sind verhältnismäßig dünn und klein.

Ölbildungsprozess des Samens zurückgenommen
Es findet in der Regel keine Blütenbildung statt. Die Vierheit in der Blüte der Kruziferen kann hier durch die starke Betonung der runden, kugeligen Form im Blattbereich nicht in Erscheinung treten. Damit ist natürlich auch der Ölbildeprozess des Samens zurückgenommen, was sich verstärkt als Wachsbeschichtung der Blätter auswirkt.

Starke Schwefelprozesse
Die Wachsbildung ist Ausdruck sulphurischer Prozesse, die hier eine Stufe zwischen Harz und fettem Öl gestalten. In allen Angehörigen dieser Familie ist ein starker Schwefelprozess tätig. Wir kennen den Schwefel als denjenigen Stoff, »mit dem sich der Geist die Finger benetzt« (Rudolf Steiner), wenn er in der Erscheinungswelt stofflich wirken will.

Dieser Schwefelprozess mit seiner Leben-bebrütenden Wärmequalität erhält die plastischen Wachstumskräfte so verwandlungsfähig, dass sie sich zum Kopfwerden stauen können an allen möglichen Teilen der Pflanze.

Wie wird der Samen gewonnen?
Zur Samengewinnung muss man den Kohlkopf an der Spitze mit einem flachen Kreuzschnitt anschneiden, damit der Blütenstand durchbrechen kann. Die Blütenbildung setzt noch während der Lagerung Ende Februar im Inneren des Kohlkopfs ein, stockt dann aber durch die dichte Abkapslung.

Der so präparierte Kohlkopf wird dann mitsamt dem Strunk im Frühjahr in die Erde gepflanzt. Daraus treiben stark verzweigte, beblätterte Blütensprosse hervor. Die entstehenden Samen sind so klein, dass sie nicht abzuzählen sind.

Sauerkraut
Sauerkraut entsteht infolge einer eigenen sauren Gährung unter Mitwirkung von Milchsäurebakterien, wenn Weißkraut zerschnitten oder gehobelt mit Salz eingemacht wird. Der typische Geruch ist auf den Essigsäuregehalt zurückzuführen, die Milchsäure ist geruchlos.

Ergebnis

Welche Qualitäten zeigen sich?
Es wird deutlich, wie Wurzel- und Blütenprozesse beim Kopfkohl zu einer riesigen Blattknospe in die Stengel-Blatt-Region »eingestaucht« sind, wobei sich beim Weißkohl eine Betonung des Sulphurischen, beim Wirsing dagegen der Sal-Qualität im Mercuriellen zeigt.

66

Die Distanzierung von Erde (nicht tief verwurzelt) und Kosmos (kein natürliches Erblühen) lässt ein Konzentrat von Wässrig-Luftigem in dieser Blattpflanze entstehen.

Rudolf Steiner gibt den Hinweis (13. Oktober 1923), dass »die Säfte der Blätter gewisser Kohlarten bestimmte Lungentätigkeiten übernehmen können«. Die Lunge ist aber gerade jener Ort in unserem menschlichen Organismus, an dem sich Luft und Blutflüssigkeit begegnen. Sie ist das vermittelnde Organ des Merkur, in dem Ätherleib und astralischer Leib bestimmend sind. Sie ist neben dem Herz das Organ des Rhythmischen Systems, das die Aufgabe hat des Ausgleichs, der Harmonisierung der dem Leben dienenden polaren Prozesse der Nerven-Sinnes- und Stoffwechsel-Organisation.

Die Lunge als vermittelndes Organ

Dabei führt der Ätherleib, der sich des wässrigen Mediums bedient, zum Substanzaufbau. Der im Luftelement wirkende Astralleib formt und gestaltet dieses sprießende Lebensgewebe zur menschengemäßen Gestalt.

Die Urform der Kohlpflanze zeigt noch das tiefe Eingebettetsein in den ätherischen und astralischen Bereich (Meerklima, Würzigkeit) in starker Anlehnung an den physischen Grund (Felsküsten). Die Entwicklung neuer Formen durch die Kulturen hindurch hat ein verstärktes Hineindrängen dieser höheren Prinzipien in die Körperlichkeit ermöglicht, was die Entsprechungen verschiedener Kohlsorten zu menschlichen Krankheitsprozessen erklärt, die ja ebenfalls in Verschiebungen dieser Bereiche, als Medien der Wesensglieder zu suchen sind.

Kohlsorten und menschliche Krankheiten

»In einem gewissen Sinne haben wir in der pflanzlichen Umwelt auch die Bilder unserer sämtlichen Krankheiten, ... namentlich insofern diese Pflanzen in sich die Anlage tragen zum Fruchtwerden, ...«[3]

Das Überhandnehmen des Wässrigen, das zu einer Kompaktheit und Schwere führt, entspricht sowohl dem Bild des Weißkohls als auch beispielsweise dem Phänomen des Lymphstaus oder des cardialen Ödems in den Extremitäten.

Kompaktheit und Schwere des Weißkohls

Das Luftige und die Wärme haben keine Chance, hier einzugreifen, können nur noch von außen wirken und so dem Weißkohl die sphärische Kugelform aufprägen.

Die Brücke zur entsprechenden Anwendung kann ein Zitat Rudolf Hauschkas schlagen über die Bedeutung der im strukturellen Aufbau dem Weißkohl doch ähnlichen Lilienzwiebel:

»Die Zwiebel ist im Grunde genommen eine unterirdische Blüte; es ist eine Stauung, die durch übereinanderliegende Blätter gebildet wird. ... die Zwiebel hat alle Attribute des Blütenhaften bzw. Fruchthaften. ... Diese Eigenschaften ... finden ihren Ausdruck in der Therapie in der Überwindung von Stauungen, einem Flüssigmachen und Kühlen von Entzündlichem, ja bis in die Ausscheidungskraft.«

Krankheitsprozesse und Naturprozesse

Ausdrücklich weist Rudolf Steiner im 1. Vortrag in »Geisteswissenschaft und Medizin« auf das Verhältnis solcher Krankheitsprozesse zu Naturprozessen hin. Auch in »Grundlegendes für eine Erweiterung der Heilkunst« schreibt er im 15. Kapitel: »Entsteht im Innern des Organismus ein Vorgang, der einem solchen der äußeren Natur ähnlich ist, so tritt Erkrankung ein ...« So lassen sich als allgemeine Indikationen der äußeren Anwendung des Weißkohls nennen: Stauungen, Entzündungen, Auftreten »fremden« Lebens zum Beispiel in Form einer Keimbesiedlung.

Wirkungen der äußeren Anwendung

Die Wirkung dieser Weißkohl-Anwendung besteht vor allem in einer Unterstützung des Sulphurisch-Mercuriellen. Die Eigenschaften des Weißkohls in der äußeren Anwendung lassen sich beschreiben als leicht schmerzverursachend, wenn die Krankheit empfindungslos verläuft, sonst kühlend, beruhigend, lindernd, Verhärtungen erweichend, abschwellend und allgemein wie eine zweite Haut abgrenzend. Dies wird vor allem deutlich erlebt bei trocken-entzündlichen Ekzemen, die mit Juckreiz oder brennenden Schmerzen verbunden sind.

Mögliche Indikationen der äußeren Anwendung

- Hautkrankheiten mit Bläschen und Pusteln, die zur Geschwürbildung neigen, wie zum Beispiel Röteln, Scharlach, Impetigo, Milchschorf, Akne, Karbunkel oder Herpes zoster (mit Saft betupfen, wirkt hautreinigend)[*]
- akute Neurodermitis
- phlegmonöses, gangränöses Erysipel
- Urtikaria[*]
- Thrombophlebitis
- stumpfe Traumata, Hämatome[*]
- Insektenstiche (Saft), Bisswunden (der Kohl zieht »giftige« Säfte an)
- infizierte Wunden, Panaritien, Mastitis (unter Umständen Honig-Kohl-Brei, dieser wirkt zusätzlich desinfizierend)
- Geschwüre/Gangräne, Abszesse (der Kohl sorgt für eine Fistelbildung und die Entleerung des Eiters), Ulcus cruris (Brei-,

Blatt- oder Sauerkraut-Auflagen, diese führen zur Reifung und zur Absonderung reichlich fließender »jauchiger« Flüssigkeit und einer guten Organisation der Wundränder)

- Verbrennungen (hier hat der Kohl eine kühlende, beruhigende Wirkung)
- Fieber (sogenannte »Krautpatscherl« bei Kindern, kalte Sauerkrautwickel auf die Waden und Füße)[*]
- Augen-, Ohren- und Halsentzündungen (unter Umständen Kohl-Quark-Mischung, der Quark unterstützt durch die Verdunstungskälte den anti-entzündlichen Effekt)
- Bronchitis, Pneumonie, Pleuritis[*]
- Magen- und Darmstörungen[*]
- Nephritis[*]
- cardiales Ödem
- Leberleiden (warme Sauerkrautwickel)[*]
- Lymphstau (der Kohl vermittelt die Überwindung von Stauungen)
- Gicht
- Arthritis mit Ergüssen

Durchführung der äußeren Anwendung

Verwendung finden die grünsten, vor allem die saftigsten Blätter, im rohen Zustand. Der Kohl sollte nicht im Kühlschrank gelagert werden, sondern offen, eventuell mit einem feuchten Tuch (oder einer Tüte) bedeckt, bei Zimmertemperatur. Erfahrungsgemäß bleibt er so wirksamer. (Er kann dann wohl mehr Lebenskraft bewahren und noch weiter reifen.)

Lagerung bei Zimmertemperatur

Das Blatt wird unter Umständen in lauwarmem Wasser gewaschen, dann trockengetupft. Der vorstehende Teil der Blattachse wird herausgeschnitten. Harte Blattrippen verursachen sonst Schmerzen. Mit einer Flasche wird nun das Blatt auf einem Kunststofftablett gewalzt oder zu Brei geklopft. (Man kann es zur Breiherstellung auch durch den Fleischwolf drehen.)

Vorgehensweise

Holzgegenstände sollten keine Verwendung finden, da sie den Saft aufsaugen, der eben die wirksamste Komponente darstellt. Außerdem würden diese dann auch den strengen Geruch annehmen.

Keine Holzgegenstände verwenden!

Das so präparierte Blatt kann jetzt bei Bedarf (zum Beispiel in eine Plastiktüte verpackt) zwischen zwei Wärmflaschen erwärmt werden.

[*] hier liegen bisher keine eigenen Erfahrungen vor

Brei oder Blatt werden auf die saubere Haut auf- bzw. in die Wunde eingebracht und fixiert. Bei einer kleinen Auflagefläche genügt es, Blattstreifen zu schneiden und aufzulegen.

Im Falle offener Wunden ist zu ergänzen, dass die eingelegten Kohlblattstücke in der Regel nicht über den Wundrand hinausgehen sollten, da dieser sonst aufweicht und der Sekretabfluss behindert wird.

Es fällt auf, dass die Epithelisation vom Wundrand her so schneller erfolgt, als würde der Kohl die Epithelzellen zu sich heranlocken.

Den Wundrand überlappende Kohlauflagen können zur Abgrenzung unklarer Wundverhältnisse oder bei ödematöser Schwellung angebracht sein.

Bei cardialen Ödemen oder venöser Insuffizienz kann die Kohlauflage auch mit elastischen Binden fixiert werden.

Man kann diese Auflage bis zu 12 Stunden belassen, in Kombination mit Honig auch bis zu 24 Stunden (vgl. 7. Kapitel).

Bei sehr hautempfindlichen Patienten sollte man bei jedem Wechsel die Haut feuchtwarm abwaschen oder abtupfen und mit Olivenöl, Ringelblumensalbe oder Ähnlichem einreiben.

Der Kohl als Wundheilmittel

Erinnern wir uns an die im II. Kapitel vorgestellten Gesichtspunkte zur Lokaltherapie, so lassen sich entsprechende Qualitäten des Weißkohls aufzeigen (siehe Tabelle Seite 71).

Der typische Verlauf einer mit Weißkohl unterstützten Wundheilung

Es lassen sich sieben Stufen des Heilungsprozesses unter einer Kohlbehandlung differenzieren:

1. Aufweichen und Auflösen eventuell vorhandener Nekrosen oder deren Abgrenzung und Ablösung; diese Phase kann natürlich durch ein chirurgisches Débridement verkürzt werden.

2. Verflüssigung von Belägen, Austritt stinkender Flüssigkeit (weißlich-bräunlich, anfangs viel); eine anfängliche Reizung und damit eine Stoffwechselsteigerung in der Wunde durch die anfallenden Absterbestoffe/Zerfallsprodukte ist normal.

notwendige Prozesse der Wundpflege	entsprechende Phänomene beim Weißkohl
1) Grenzbildung	»hautartige« Struktur
2) Eigenwärme a) halten	»wachsige« Oberfläche der Blätter umhüllende Geste der Blätter »Die Blätter am Kohl drängen sich zusammen, als würden sie frieren.« (Marta Heimeran)
b) anregen	enthält viel Schwefel
3a) formen, strukturieren	Fähigkeit zur sauren Gährung: Sauerkraut (Säure adstringiert) Kugelform des Kohlkopfs = die vollkommenste Form
b) Flüssigkeit wieder eingliedern, in Fluss bringen	Tropfenform des Kohlkopfes (vgl. die Oberflächenspannung des Wassers)
4) in Form bringen, festigen	hoher Eiweißgehalt (vgl. Kollagenbildung im Wundbett)
5) Gewebedurchsaftung anregen	besteht zu mehr als 90% aus Wasser
6) geschmeidig halten	die äußeren Blätter schützen die inneren, z.B. vor zuviel Licht und damit vor Verholzung Schleimstoffgehalt
7a) Lebenskraft vermitteln	lange Haltbarkeit
b) ernähren	hoher Nährstoffgehalt (z.B. Vitamine, Mineralstoffe, ...)
8a) schützen	»Hautäquivalent«
b) gesundes Milieu unterstützen	starke Anziehungskraft auf Abbaustoffe
c) reinigen	liebt Dunggüsse aus vergorener Jauche der Indolgehalt unterstreicht diese Sympathie (Indol entsteht zum Beispiel auch bei Fäulnis von Eiweiß)
d) Stärkung der Abwehrkraft	enthält desinfizierende Säuren und bakterizide/ fungizide ätherische Öle

3. Abgrenzung der Wunde von der Umgebung

4. eventuell Bildung der »Kohl-Platte« (= Kollagengewebe), bei Wunden unter Lederhautniveau; diese ist nicht abwischbar, wirkt eher wie eine Faszie und sollte abgetragen werden, um den zeitlichen Verlauf zu beschleunigen.

5. Granulation

6. Epithelisation

7. saubere Narbenbildung oder gar Regenerationsheilung

Dieser Verlauf entspricht einer Bewegung durch die Prozesse Sulphur (1+2), Mercur (3-5) und Sal (6+7).

Vorübergehend ziehende Schmerzen Zu beachten und den Patienten rechtzeitig anzukündigen (um die Toleranz zu erhöhen) ist, dass bei Stufe 1-4, das heißt während der Milieusanierung, oft ziehende Schmerzen auftreten. (»Der menschliche Bewusstseinsprozess tritt da in den Kampf mit dem allgemeinen Lebensprozess.« Rudolf Steiner, 13.8.1914 im sogenannten Samariterkurs) Werden diese in einem erträglichen Maß gehalten, sind sie meist mit einer deutlichen Verbesserung der Wundsituation einhergehend. Bei Schmerzmittelgaben stagniert der Heilungsvorgang.

»Heiljucken« In Stufe 5-7 lassen die Schmerzen nach und werden durch das bekannte »Heiljucken« abgelöst. Camille Droz schildert als Möglichkeit der Einschätzung der Wundsituation folgende Beobachtung bei der Abnahme einer Kohlauflage: »Wenn das Blatt bräunlich wird, enthält die Wunde Eiter, scharfes Sekret. Wird das Blatt aber gelb, trocken oder welk, ist die Krankheit entweder sehr hartnäckig oder bereits geheilt.«

Fallbeispiele

1) weiblich, 66 Jahre:
beide Unterschenkel ödematös mit zahlreichen Ulcera (stark keimbesiedelt)
- großflächige Weißkohlverbände an beiden Unterschenkeln: Die Patientin empfindet (neu auftretende) leichte Schmerzen im Wundgebiet, am 3. Tag sind die Beine viel schlanker.
- jetzt angepasste Kohleinlagen in die einzelnen Ulcera: Reichlich Wundsekret fließt ab.
- Im Folgenden werden einige andere unterstützende Maßnah-

men ergriffen, die Kohlverbände bleiben als Wundheilmittel über 42 Tage im Einsatz, die Patientin kann mit sehr positivem Ergebnis entlassen werden.
(Dieser Verlauf ist mit Abbildungen und ausführlichen Hinweisen und Beschreibungen dargestellt im 8. Kapitel.)

2) weiblich, 75 Jahre:
Hirntumor, Pneumonie, senile Demenz, Herzinsuffizienz, stark reduzierter Allgemeinzustand
– eingeliefert mit ca. 10-Pfennigstück-großem Dekubitus II° am Steiß:
  unter Weißkohl-Auflagen nach drei Tagen völlig abgeheilt
– Verhärtung an der linken Ferse mit livider Verfärbung:
  Weißkohl über Nacht; am Morgen entleert sich Sekret über eine neu entstandene Fistel, die Verhärtung ist deutlich zurückgegangen.

3) weiblich, 70 Jahre, Parkinson:
Verbrühungen an beiden Unterarmen, mehrere Ulcera an beiden Unterschenkeln
– Nach Behandlung der Verbrennungen mit Combudoron® flüssig und dabei entwickelter Allergie führen Weißkohl-Auflagen zu einer narbenfreien Abheilung der großen Wundflächen.
– Die Ulcera werden von Anfang an mit Weißkohl versorgt; es folgt eine schnelle Granulation und Epithelisierung nach dem Austritt von reichlich stinkender Flüssigkeit.

4) weiblich, 55 Jahre:
Alkoholabhängigkeit, Depression, Brandwunde II° nach Verbrühung mit heißem Tee
– Die Behandlung mit feuchten Umschlägen (Rivanol, später Calendula-Echinacea-Essenz) bringt eine Schmerzlinderung durch Kühlung, aber keine Wundverbesserung.
– unter Kohlauflagen langsame, aber stetige Bildung abziehbarer, bindegewebsartiger Deckbeläge, unter denen neues Granulationsgewebe entsteht
– Schmerzfreiheit in den ersten Stunden nach frischer Kohlauflage, dann wird zusätzlich ein Kühlelement nötig

5) weiblich, 48 Jahre:
exulcerierendes Mamma-Carcinom

– Weißkohlauflagen; aus dem Pflegebericht nach zwei Tagen: »Brustwarze hell, aufgeweicht, mazeriert (wird sich bald lösen!), größere Hautwunde im mittleren Bereich sauber, Randgebiet leicht belegt.«

Einzige zweifelhafte Indikation Das exulcerierende Carcinom ist im Moment die einzige zweifelhafte Indikation für den Einsatz des Weißkohls bei Wunden. Tendenziell werden solche Hautbezirke durch den Kohl offengehalten, weil sich dahinter ein notwendiger, jedoch meist nicht zu bewältigender Reinigungsvorgang verbirgt.

VII. KAPITEL

Der Honig als Wundheilmittel

Geschichte

Im ägyptischen Papyrus Ebers (1500 v. Chr.) wird berichtet, dass damals Wunden vier Tage lang mit Leinenbinden umwickelt wurden, die zuvor mit Honig und Gewürzen durchtränkt worden waren.

Von den 900 Rezepturen der medizinischen Papyrusrolle von Kahun, Ebers, Smith und anderen (2000-1000 v.Chr.) basieren 600 auf einer Honiggrundlage. Hier heißt es zum Beispiel: »Für Salben nehme man zwei Teile Fett und einen Teil Honig.« Auch Hippokrates hat Wunden, besonders verschmutzte und eiternde, mit Honig bedeckt.

Während der beiden Weltkriege wurden verwundete Soldaten in Russland und in China mit Honig behandelt.

Berichte aus dem alten Ägypten

Entstehung des Honigs

Weltweit gibt es ca. 50 421 000 Bienenvölker, die jährlich ca. 630 430 Tonnen Honig produzieren.

Die Bienen lassen sich von den Blüten beschenken. Sie sammeln zunächst Unwägbares und verdichten es zu etwas Neuem, vorher nicht Dagewesenen, zum Honig.

Etwa drei Kilogramm Nektar sind notwendig, um daraus ein Kilogramm Honig zu gewinnen.

Ein Kilo Honig ist das Resultat des Besuches von beispielsweise 633 000 Kleeblumen durch die Bienen.

Der Honig entsteht im Honigsack der Bienen durch Inversion des Rohrzuckers des Blütenhonigs und enthält unter anderem geringe Mengen ätherischer Öle.

Der Nektar muss durch die Honigmägen vieler Bienen bewegt und durch viele Wabenzellen hindurch abgelagert werden. Dabei wird ihm Wasser entzogen und Enzyme aus dem Honigmagen zugesetzt. So wird aus dem dünnflüssigen, wasserreichen »Primärhonig« langsam lebendiger Honig, der dann im Stock ausreift.

Die Bienen schaffen etwas Neues

Aus dem blühenden Umkreis wird feinste Substanz verdichtet, hineingetragen in einen Wärmeraum und durch Lebensprozesse verwandelt.

Viele verschiedene Honigsorten

Aus dem Reichtum der Blütenwelt entstehen Honigsorten mit licht-süßem oder schwer-fruchtigem, herbem oder gar bitter-süßem Geschmack und Geruch. Honig erscheint in den verschiedensten Färbungen, von wasserweiß über golden, hellgelb, dunkelgelb bis dunkel.

Wirkungen des Honigs auf Wunden

Bei der Verwendung von Honig zur Wundversorgung lassen sich folgende Wirkungen beobachten:
- Reinigung
- Aufsaugen von ödemaler Flüssigkeit
- ausgleichende Wirkung auf das Immunsystem
- Verbesserung der Nährstoffversorgung
- Förderung der Granulation
- Beschleunigung der Bildung von Zell- und Epithelgewebe
- antimikrobielle Tätigkeit
- Geruchsminderung
- Schmerzlinderung
- Verringerung der Anfälligkeit für hypertrophe Vernarbung und Hautschrumpfung

Beobachtungen in der Praxis des Honig-Wundverbandes

Wirkungen eines Honigverbandes

Eine mit Honig bestrichene Gaze bleibt feucht und verklebt nur geringfügig mit der Wundoberfläche. Der Honig brennt zunächst etwas, dann aber wirkt er kühlend, beruhigend und entspannend.
Die Wunde reinigt sich unter Honig oft schon in 24 Stunden.
Teilweise ist sie dann schon so sauber, dass sie noch genäht werden könnte wie eine frische Wunde.
Abschorfungen und nekrotisches, brandiges Gewebe lösen sich unter Honig vom Grund und von den Randgebieten der Geschwüre und können dann mit der Pinzette und für den Patienten nahezu schmerzfrei entfernt werden.
Die Wundinfektionsrate kann bei Honigverbänden sehr niedrig gehalten werden.
Durch den anästhesierenden Effekt des Honigs sind Schmerzmittel kaum nötig.

Der Einsatz von Antibiotika wird nahezu überflüssig. Hauttransplantationen bleiben unnötig.

Bei der Behandlung von Verbrennungen in China mit einer feuchten Verbrennungssalbe aus Honig und einem in Sesamöl gelösten Extrakt aus verschiedenen Heilpflanzen wird das sich dabei entwickelnde Gewebe als geschmeidig und makellos beschrieben, während die mit herkömmlichen Medikamenten behandelten Bereiche aufgeraut, vernarbt und von übermäßiger oder verminderter Pigmentation gezeichnet erscheinen.

Berichte aus anderen Ländern

In Moskau wurden 1960 48 Fälle von infizierten Wunden mit nekrotischer Oberfläche mit einer Mischung aus Öl und Honig behandelt. Schon nach fünf Tagen war bei 90 Prozent der Patienten das nekrotische Gewebe abgestoßen und es bildete sich rasch eine neue Haut darüber.

Die häufigsten in Wunden nachweisbaren Bakterien sind Pseudomonas aeruginosa, Escherichia coli, Staphylokokkus aureus, Proteus mirabilis, Enterobakteriaceae, Klebsiella species, Streptokokkus faecalis und Streptokokkus pyogenes.

Wundkeime

Nach einwöchiger Behandlung mit Honig sind diese Keime in der Regel nicht mehr nachweisbar.

Die antibakterielle Aktivität des Honigs ist je nach Sorte sehr verschieden. Lindenhonig scheint hier intensiver zu wirken als Akazien- oder Obstblütenhonig. In einem Supermarkt gekaufter Kleehonig zeigt keinerlei antibakterielle Aktivität.

Unterschiedliche antibakterielle Aktivität des Honigs

Die Anwesenheit von Blut in der Wunde reduziert diese antibakterielle Aktivität.

Diese Eigenschaft des Honigs bleibt bei sachgemäßer Lagerung (im Dunkeln bei ca. 5-20°C) über Jahre erhalten. Soll die antibiotische Wirkung nicht verlorengehen, darf der Honig niemals über 38°C erhitzt werden. Er muss auch deswegen zum Schutz vor Luft und Feuchtigkeit dicht verschlossen sein, damit es nicht zur Gährung kommt.

Sachgemäße Lagerung

Fazit: *Durch die Applikation von Honig in Wunden lässt sich ein Heilmilieu schaffen und erhalten, in dem sich die notwendigen Prozesse unter besten Bedingungen vollziehen können.*

Die Eigenschaften des Honigs

Honig ist selbst-sterilisierend, das heißt, wenn er von außen kontaminiert wird, tötet er die meisten Bakterien ab.

Wegen seiner hohen relativen Dichte von 1,44 bei 20°C und

seines hohen Gehalts an Glukose und Fruktose und 181 anderen Substanzen ist Honig etwa doppelt so hyperosmolar wie weißer Zucker.

Auch Zucker schafft ein bakterienfeindliches Milieu Auch beim Bedecken von Wunde und Wundumgebung mit handelsüblichem Zucker entsteht ein bakterienfeindliches Milieu. Dennoch hat der Honig mehr zu bieten; er ist ein sehr nährstoffreiches Medium. Mit großer Wahrscheinlichkeit können die Zellen im Wundbett von exogenen Nährstoffen und bioaktiven Substanzen profitieren.

Zucker oder Honig? Histologisch untersuchte Wundbiopsien zeigen, dass die neugebildete Haut von mit Zucker behandelten Brandwunden dicker ist als die von mit Honig behandelten. Letztere zeigen im Gegensatz zu gezuckerten Wunden eine ruhig granulierte Gewebestruktur, kaum Entzündungsherde und eine Verringerung der Aktinverfärbung der Myofibroblasten (diese ist ein Nachweis des Reifegrades des Bindegewebes).

Die mit Honig behandelten Wunden sind mit einer durchsichtigen Schicht (möglicherweise nicht absorbierten Honigs) bedeckt, nicht so die mit Zucker behandelten.

Mikropusteln in der neuen Epidermis und Bakterien in den Verschorfungen werden in beiden Fällen festgestellt, in den mit Honig behandelten aber zu einem geringeren Teil.

Entscheidende Eigenschaften Die hygroskopische (wasserbindende) Aktivität des Honigs entzieht den ödematösen Wundrändern das Wasser, verringert die Wundoberfläche und sorgt so für eine schärfere Umgrenzung. (Dies ist vor allem bei diabetischen und bösartigen Geschwüren von Bedeutung, wenn es um die Entscheidung für oder gegen eine Amputation geht.)

Durch seine osmotischen Kräfte zieht der Honig auch Blut und Lymphe in die Wunde, was diese ausspült und somit reinigt.

Honig vermehrt die Bildung von Glutathion in der Wunde. Dieses regt die Zellteilung an.

Bisher sind keine toxischen Eigenschaften des Honigs entdeckt worden.

Die Inhaltsstoffe

Honig hat einen ph-Wert von ca. 4-4,5 und enthält ca. 17-19 Prozent Wasser.

Wachs In unbehandeltem Honig sind stets kleine Mengen von Wachs nachweisbar. Wachs enthält Zerylalkohol (von cera = Wachs). Lanolin – häufig für Salbengrundlagen benützt – besteht neben seiner Hauptkomponente Wollfett ebenfalls zu 25 Prozent aus Zerylalkohol (C26-H54-O). Dieser Stoff bewirkt, dass die Fresszellen ihre Aufnahme von Teilchen erhöhen.

Monosaccharide (Fruktose/Laevulose/Fruchtzucker (38,19%) und Glukose/Dextrose/Traubenzucker (31,28%)) sind die Hauptbestandteile des Honigs, sie machen zusammen ca. 70 Prozent aus.

Die Zusammensetzung

Beim Stehen wird Honig oft trübe, weil der Traubenzucker auskristallisiert, während der Fruchtzucker in Lösung bleibt.

Disaccharide (insgesamt 7%; zum Beispiel Sucrose [1-3%] und Maltose), Trisaccharide und Mehrfachzuckerarten (1-5%) ergeben zusammmen etwa 10 Prozent.

Die Gewichtung aller Zuckerarten und der anderen Bestandteile wie Proteine, Fettsäuren, Flavonoide (zum Beispiel Kampferöl oder Chrysin), Vitamine und Mineralien sowie Aromakonstituenten (das sind Alkohole, Ketone, Aldehyde, Säuren und ihre Ester) ist großen Schwankungen unterworfen.

Die Zusammensetzung des Honigs hängt sehr stark von der Pflanzenart ab, aus der er gewonnen wurde, aber auch vom Wetter, vom Boden und anderen Faktoren.

Die antibakterielle Wirkung des Honigs ist auf verschiedene Inhibine, letztlich vor allem auf den Gehalt an Wasserstoffperoxyd zurückzuführen. Dieses ist das Endprodukt der enzymatischen Reaktion von Glukoseoxydase (aus den hypopharyngealen Drüsen der Biene) mit der Glukose in verdünntem Honig. Dieses Enzym oxydiert ständig eine geringe Menge Zucker und setzt dabei Wasserstoffperoxyd frei.

Wodurch hat der Honig eine antibakterielle Wirkung?

Also, unbehandelter Honig erzeugt – anders als Zucker – Wasserstoffperoxyd, wenn er verdünnt wird. Dieses vermag leichte freie Hydroxyl-Radikale zu erzeugen, die sehr gute bakterizide Eigenschaften zeigen. Kühl gelagerter Honig ist über Jahre hinweg ohne Verlust dieser Glukoseoxydase-Aktivität haltbar.

Kühl gelagert lange wirksam

In der Anfangsphase des Wundheilungsprozesses zieht Wasserstoffperoxyd Leukozyten an und tötet Bakterien ab.

Neben einer In-situ-Erzeugung von Wasserstoffperoxyd im Wundbett selbst durch Zellen, kann Honig als äußerlich angewandtes Heilmittel die Zellen während der Wundheilung mit einer kontinuierlichen Zufuhr von Wasserstoffperoxyd versorgen und damit das Risiko einer bakteriellen Infektion senken.

Das Risiko einer bakteriellen Infektion wird gesenkt

Es könnte sein, dass im Endstadium der Wundheilung Wasserstoffperoxyd hemmende Wirkungen zeigt. Teilweise wurden nach Honiganwendung einige Blutungen in neugebildetem granulierten Gewebe beobachtet, aber nur in einem Maß, dass dadurch wohl die normale Wundheildauer nicht beeinträchtigt wird.

Zweiphasige Wirkung In vitro übt Wasserstoffperoxyd auf Fibroblasten eine zweiphasige Wirkung aus. In niedriger Konzentration fördert es die Zellvermehrung, während in höheren Konzentrationen seine hemmende Wirkung stärker zum Tragen kommt.

Die Wasserstoffperoxyd-Konzentration, die durch Honig in einer offenen Wunde erzielt wird, könnte unter Umständen auf Fibroblasten eine hemmende Wirkung ausüben.

In blutenden Wunden bricht die Wasserstoffperoxyd-Produktion fast augenblicklich zusammen, ebenfalls bei Anwesenheit von Katalase (diese ist in geringen Mengen auch im Honig selbst enthalten).

Ein weiterer (hitzeunempfindlicher) antibakterieller Wirkstoff wurde nur in einigen Honigproben gefunden. Dieser weist außerdem eine antimykotische Aktivität auf (zum Beispiel gegen Candida albicans).

Mannose-6-Phosphat wird mitunter im Lindenhonig nachgewiesen.

Nur leichte Erwärmung! Dieses wirkt entzündungshemmend und narbenverhindernd.

Honig enthält Antioxidantien/Radikalfänger wie Ascorbinsäure, Fumarat und Glutamat. Diese werden durch hohe Erhitzung denaturiert! Leichte Erwärmung (bis höchstens 80°C) kann dagegen ihre Entstehung und Wirksamkeit noch steigern, vor allem in Anwesenheit von Enzymen wie der Amylase, die auch im Honig selbst enthalten ist.

Enzymaktivität Ein weiteres im Honig enthaltenes Enzym neben der Diastase (=Amylase) ist die Invertase. Deren beider Aktivität sinkt mit steigender Temperatur.

Die Diastaseaktivität wurde in den vergangenen hundert Jahren als Indikator für den Erhitzungsgrad des Honigs verwendet.

Folgende Tabelle zeigt die Inaktivierung der Enzyme im Honig bei unterschiedlichen Temperaturen. Die angeführten Temperaturen reduzieren den Enzymlevel in dem angegebenen Zeitraum um die Hälfte:

Honig enthält normalerweise 22 bis 24 mg Vitamin C pro Kilo-

| Temperatur | Halbwertszeit | |
in C°	Diastase	Invertase
10	34 Jahre	26 Jahre
20	4 Jahre	2 Jahre
30	200 Tage	83 Tage
40	31 Tage	10 Tage
...	...	...
80	1 Stunde	9 Minuten

gramm, nur Thymianhonig weist einen außergewöhnlich hohen Wert von 580 mg pro Kilogramm auf.

Der Gehalt an Zink, Vitaminen, 14 verschiedenen Aminosäuren und einer großen Anzahl organischer Substanzen kann zur Nährstoffversorgung des verletzten Gewebes beitragen und diese fördern.

Hier eine Aufschlüsselung der Nährstoffe (in 100 g Honig):

Vitamine:

B1 (Thiamin)	0,004–0,006 mg
B2 (Riboflavin)	0,02–0,06 mg
Nikotinsäure (Niacin)	0,11–0,36 mg
B6 (Pyridoxin)	0,008–0,32 mg
Pantothensäure	0,02–0,11 mg
C (Ascorbinsäure)	2,2–2,4 mg
Folsäure	
H (Biotin)	

Mineralien und Spurenelemente:

Kalzium	0,004–0,03 g
Chlor	0,002–0,02 g
Kupfer	0,01–0,1 mg
Eisen	0,1–3,4 mg
Magnesium	0,7–13 mg
Mangan	0,02–10 mg
Phosphor	0,002–0,06 g
Kalium	0,01–0,47 g
Natrium	0,0006–0,04 g
Zink	0,2–0,5 mg
Silicium/Kieselsäure	
Schwefel	

An Säuren finden sich zum Beispiel Phosphor-, Zitronen-, Salz-, Essig-, Apfel-, Milch-, Butter- und Ameisensäure.

Als Hormon ist Acetylcholin nachzuweisen, vor allem in Blütenhonigen.

Von den nachgewiesenen Aminosäuren sind die wirksamsten: Zystein, Histidin, Phenylalanin, Arginin, Lysin und Gentaminsäure.

Lysin zum Beispiel spielt eine wichtige Rolle beim Zellwachstum. Außerdem macht es die Haut geschmeidig.

Zystein ist ein wesentlicher Bestandteil des Keratins, aus dem Nägel und Haare gebildet werden. Darüber hinaus hat Zystein eine stark entgiftende und antisklerotische Wirkung.

Die synergistische Wirkung der Einzelstoffe

Der Honig ist in seiner Ganzheit mehr als die Summe seiner Einzelsubstanzen.

Die innere Ordnung der Inhaltsstoffe ist als Kolloid in sich stabil. So können sich zum Beispiel die Fermente als Einzelteile nicht katalytisch auswirken, solange diese Ordnung erhalten bleibt.

Außerdem unterstützen sich die Einzelsubstanzen in ihren Wirkungen.

Fruktose aus Honig wird rasch in Glykogen verwandelt. Dieser Vorgang wird durch das gleichzeitig anwesende Cholin verstärkt.

Cholin verhindert gleichzeitig die Verfettung der Leber (diese Cholinwirkung kann verstärkt werden, wenn Quark mit Honig gegessen wird, da der Quark das zusätzlich nötige Methionin ausreichend enthält).

Die Kombination von Acetylcholin, Magnesium und Kalium im Honig wirkt gefäßerweiternd und soll dadurch die Durchblutung verstärken.

Die im Honig enthaltenen organischen Säuren ermöglichen die unkomplizierte, rasche Resorption des Honig-Eisens für den Organismus.

Außerdem regulieren sie zusammen mit Acetylcholin und Kalium die Darmtätigkeit. Darauf beruht die leicht laxierende Wirkung.

Für den Stoffumsatz der Ascorbinsäure ist das kupferhaltige Enzym Ascorbinsäureoxydase erforderlich. Auch dieses Kupfer stellt der Honig selbst zur Verfügung.

Die Flavonoide im Honig erhöhen die Verweildauer von Vitaminen im Organismus. Diese können dadurch die Wirkung von Mineralien zum Beispiel von Eisen unterstützen. So wird die Blutbildung durch das Zusammenwirken von Eisen, Ascorbinsäure, Flavonoiden, Kupfer und Prolin im Honig stimuliert. Magnesium und Vitamin B6 steigern gegenseitig ihre Bioverfügbarkeit.

Stimulierung der Blutbildung

Ein weiteres Beispiel ist in dem gleichzeitigen Angebot von Chrom und Vitamin B1 im Honig zu sehen. Für die Verarbeitung jedes Zuckers braucht der Organsimus Insulin und Vitamin B1. Bei Genuss von Trauben- oder Rohrzucker werden die Vitamin-B1-Reserven rasch erschöpft. Das im Honig enthaltene Chrom verbessert nun die Insulinwirkung und schont damit die Insulinreserven des Organismus.

Zusammenfassend lässt sich feststellen, dass die Substanzordnung der Inhaltsstoffe im Honig die biologische Wertigkeit für den Organismus erhöht und seine belebende Wirkung erst ermöglicht.

Biologische Wertigkeit für den Organismus

Ebenso ist die lokale Heilwirkung bei infizierten Wunden weniger an die verschiedenen einzelnen Inhaltsstoffe als an die Kombination derselben gebunden. Dies sahen wir bereits bei der Beschreibung der bakteriostatischen bis bakteriziden Wirkung durch das Zusammenwirken der hohen Zuckerkonzentration, des schwach sauren Milieus und der Wirkung der Inhibine.

Der Nektar oder Honigtau wird durch die rhythmische Bearbeitung im Stock in eine lebentragende Qualität potenziert. Diese Potenzierung geschieht durch eine Verdichtung und Neuordnung der Substanz in einem kolloidalen Aufbau. Solange diese Substanzordnung erhalten bleibt, kann der Honig seine lebentragende und heilende Wirkung entfalten.

Lebentragende Qualität durch rhythmische Bearbeitung

Dieser kolloidale Aufbau des Honigs findet seinen Resonanzraum im Organismus, da alle Körperflüssigkeiten selbst kolloidale Systeme sind. Alle Lebensvorgänge spielen sich in der kolloidalen Substanzverbindung ab.

So wird es möglich, durch den Honig kosmische Ordnungsprinzipien an den Leib zu vermitteln.

Honig-Verband-Rezepte

Reiner Honig ist vor allem in den ersten zehn Tagen der Wundbehandlung zu empfehlen. In der zweiten Phase der Wundheilung können Honigrezepturen sinnvoll sein.

Zu Beginn reiner Honig

Verschiedene bioaktive Substanzen können dem Honig zugesetzt werden, zum Beispiel Zinkoxyd (5µg sind bereits im Honig enthalten; Zinkoxyd fördert die Reepithelisation), Vitamin E, Linolsäure (zum Beispiel durch pflanzliche Öle, vor allem Sonnenblumenöl) und Linolensäure (zum Beispiel durch Leinöl).

Honigsalbe lässt sich aus einem Teil unverdünnten Honigs und zwei Teilen Fett, zum Beispiel Butter anrühren.

Bei kleinen Verletzungen und Verbrennungen zweiten Grades wird eine Salbe aus einem Drittel bis einem Fünftel Dorschlebertran und Honig empfohlen.

Dorschlebertran enthält neben einem hohen Anteil ungesättigter Fettssäuren die Vitamine A und D. Vitamin A unterstützt den Prozess der Hautablösung (zum Beispiel nach Verbrennungen) und ist ein Radikalfänger. Der Honig reinigt und der Lebertran regt die Granulation und Epithelisierung besser an.

Da diese Mischung flüssiger ist als reiner Honig, wird so das Einbringen in trockene Nekrosebereiche und Wundtaschen erleichtert. Juckreiz am Wundrand wird durch Lebertran gelindert.

Honig mit Roggenmehl wird empfohlen bei akuten und chronischen, in Eiterung übergehenden Entzündungen, Abszessen der äußeren Haut, des Zellgewebes und der Drüsen.

Bei Verwendung eines gewalzten Kohlblattes als Gazeersatz vereinigt man dessen heilsame Wirkungen mit denen des aufgetragenen Honigs. Es entsteht so die biologische Variante moderner teurer hydroaktiver Verbandsmaterialien.

Verbandstechnik

Der Honig wird mit einem Holzspatel ca. einen Millimeter dick aufgetragen – entweder direkt auf oder in die Wunde oder auf die aufzulegende Kompresse.

Um die Transsudation des Honigs durch den Verband zu umgehen, was eventuell mit Unannehmlichkeiten verbunden sein könnte, kann man am besten ein Kohlblatt über die Gaze legen oder den Honig direkt auf das Kohlblatt streichen.

Alle sechs bis zwölf Stunden wird die Honigschicht in der Regel erneuert und dabei die Wundoberfläche sorgfältig von Sekret gereinigt.

Die Verbände sollten aber mindestens alle zwei Tage erneuert werden.

Bei Schürfwunden wird kein Verband aufgebracht, sondern nur Honig, den man an der Luft lackartig eintrocknen lässt.

Fazit: *Ein Honigverband ist ungiftig, »selbst-steril«, entzündungshemmend, bakterizid, nährstoffreich, billig, leicht erhältlich, leicht und schnell anzulegen.*

Einschränkungen

Honig ist nicht unbedingt als völlig steril anzusehen. Er enthält häufig neben nicht pathogenen Erregern Sporen von Clostridien. Honig kann Rückstände von Pestiziden enthalten. Es erscheint auf jeden Fall ratsam, nur Honig zu verwenden, der aus Bienenkörben stammt, die nicht mit Arzneimitteln behandelt und möglichst in Gegenden aufgestellt worden sind, in denen keine Pestizide ausgebracht werden.

Rückstände von Pestiziden?

Wie bei allen Naturprodukten ist die Zusammensetzung des Honigs nicht konstant.

Ein spezifischer Honig mit einer starken antibakteriellen Aktivität ist nicht unbedingt auch der Honig, der am besten heilt. Heileigenschaften und antibakterielle Aktivität sind zwei verschiedene Dinge. Es wird weitere experimentelle Forschung nötig sein, um herauszufinden, welcher Honig für die Wundbehandlung am besten geeignet ist.

Heileigenschaften und antibakterielle Aktivität

VIII. KAPITEL

Wundbehandlung in der anthroposophisch-erweiterten Pflege. Eine Kasuistik

Anamnese

Zu uns kommt eine 66jährige Patientin mit Ulcera cruris an beiden ödematös geschwollenen Unterschenkeln; die Geschwüre sind laut mitgebrachtem Befund (einen Monat alt) stark keimbesiedelt (Staphylokokkus aureus, Enterobakter, Enterokokken und Candida).

Der jetzige UKG-Befund zeigt eine schlechte Linksventrikel-Funktion bei diffuser Kontraktionsstörung, einen mäßig dilatierten linken Ventrikel und eine mittelgradige Mitral-Insuffizienz bei eingeschränkter Klappenbeweglichkeit.

Vor vielen Jahren schon begann der Leidensweg.

Vor 36 Jahren erlitt die Patientin nach der Geburt ihres Sohnes eine Thrombose im linken Bein.

Vor neun Jahren erlitt sie einen folgenschweren Unfall: der rechte Unterschenkelknochen war zersplittert und wurde dreimal operiert, der linke Schienbeinkopf abgesprengt.

Die Patientin lag fünf Monate auf einer Unfallstation, wochenlang ohne Bewusstsein. Sie erwachte mit den Unterschenkelgeschwüren, die sie bis heute in wechselnder Ausdehnung begleiten. Viele Ärzte und Kliniken wurden konsultiert – ohne Erfolg.

Grundgedanken

Heilmittelfindung

Im folgenden versuche ich, unsere Bemühungen um eine adäquate pflegerisch-therapeutische Begleitung des Heilungsverlaufes zu schildern.

Die Begründung der Substanzwahl kann jeweils nur kurz bildhaft gegeben werden, dient aber hoffentlich trotzdem als Verständnishilfe. Die Heilmittelfindung in der anthroposophischen Medizin und Pflege fußt weniger auf chemischen Analysen als

auf dem Bemühen, in der Betrachtung von Mineralien, Tieren und vor allem Pflanzen deren Wesen und Eigenart zu erkennen.
Es bedarf der Erklärung, dass für uns eine Keimbesiedelung nichts Ursächliches darstellt, sondern ein Symptom des Milieu-Schadens, des Aus-dem-Gleichgewicht-geraten-Seins. Nur wo die selbst-sichere Harmonie gestört ist, kann sich etwas Fremdes »einmischen«.

In diesem Sinn versuchen wir mit unseren Maßnahmen, nicht primär Bakterien und Pilze abzutöten, sondern diese durch die Stärkung des »Eigen-Sinns« eines erkrankten Organismus in ihre Schranken zu weisen.

Verlauf

1. Tag: Die Patientin wird durch ihre Bezugspflegenden und den Stationsarzt aufgenommen, und die Behandlung beginnt noch am Abend desselben Tages.

Beide Unterschenkel werden zunächst großflächig mit gewalzten Weißkohlblättern belegt, darüber Saugkompressen und eine Fixierung mit elastischen Mullbinden.

• Im Vordergrund steht momentan die ödematöse Schwellung als Ausdruck verlangsamter Stoffwechselvorgänge in den Beinen, die eine Besserung durch die Störung der Durchblutungs-/Ernährungslage verhindert.

Der Weißkohl als Bild einer solchen wässrigen Stauung (besteht zu mehr als 90 Prozent aus Wasser, ist schwer, prall, kugelig) vermag den Organismus anzuregen, dieses ausfallende Flüssige wieder in die richtige Bahn zu lenken. (Genauso wirksam ist diese Anwendung bei Lymphstau, rheumatischen Schwellungen und ähnlichem).[4]

2. Tag: Beim Verbandswechsel fällt eitriger Belag auf, der leicht mit Kochsalzlösung abzuwischen ist. Auf eine Desinfektion (mit H2O2 oder Ähnlichem) wird von Anfang an verzichtet, weil erfahrungsgemäß eine solche Maßnahme den Heilungsverlauf verzögert. Die Patientin äußert leichte Schmerzen im bisher empfindungslosen Wundbereich.

• Dies wird von uns positiv gewertet. Wir erleben sehr oft, dass Wunden (zum Beispiel auch Dekubiti) erst dann heilen, wenn die Menschen in diesen »vernachlässigten« Bezirken wieder ein – wenn auch zunächst überschießendes – Körpergefühl entwickeln.

Wundheilungsförderung durch Kohl

3. Tag: Die Beine sind viel schlanker; die gesamte Haut am Unterschenkel zeigt sich leicht gereizt und juckt.

Ab jetzt macht es Sinn, ein zweites Wirkprinzip des Weißkohls in den Vordergrund zu stellen – seine stark wundheilungsfördernde Kraft.

• Dafür werden die sauberen, von der Blattrippe befreiten Kohlblätter im Format etwas kleiner als die offenen Wunden zurechtgeschnitten und zerdrückt, dann in diese eingelegt. Die Wundumgebung soll sich erholen und Wundsekret gut abfließen können (vgl. Bild 5). Dieses kann von darauf fixierten (Saug-)Kompressen aufgenommen werden.

Nach ca. zwölf Stunden findet jeweils ein Verbandswechsel statt, bei dem Reste des Sekrets mit 0,9-prozentiger Kochsalz-Lösung abgespült werden.

Stagnierende Verläufe werden in Bewegung gebracht

Es können während der Reinigungsphase ziehende Schmerzen entstehen, ansonsten wird eher eine beruhigende, erweichende, stark wundreinigende und heilungsfördernde Wirkung beobachtet. Der Kohl bringt stagnierende Verläufe in Bewegung.

Leitende Phänomene für den Einsatz dieser Pflanze in der Wundbehandlung sind die enorme Lebendigkeit (vergleiche die Sortenvielfalt, den hohen Vitamingehalt, die lange Haltbarkeit etc.), die ständige Auseinandersetzung mit »Belastungen« (vergleiche die vielen speziellen Kohlschädlinge und -krankheiten), die schützende Umhüllungsgeste der »häutigen« Blätter und manches andere, auf das in diesem Rahmen nicht eingegangen werden kann. Die Kohlblätter vermögen der Wunde das zu geben, was ihr fehlt. Tatsächlich sehen die Kohlstücke beim Verbandswechsel meist sehr verbraucht aus.[4,8]

Calendula-Salbe

4. Tag: Die Wunden zeigen sich gut durchblutet; Fibrinbeläge, frisches Granulationsgewebe und kleine Epithelinseln entstehen. Die Wundränder werden mit Calendula-Salbe* (= Ringelblume) eingerieben.

• Das Kraut der sogenannten »Wucherblume« wirkt wässrig-saftig, unordentlich; die Blüte emanzipiert sich, ist streng geordnet und verbindet sich leuchtend mit dem Tages-Licht-Rhythmus (schließt bei Regen und Dunkelheit etc.).[5] Die Salbe aus dem vitalen Kraut entspricht der anzuregenden Gewebeneubildung und »Durchsaftung« – ausgehend vom Wundrand –

---

* Die mit einem Sternchen versehenen Präparate werden hergestellt von der WELEDA AG in Schwäbisch Gmünd.

vor allem bei zerrissen wirkenden Wunden. Sie hilft so auch, Wundschmerzen zu lindern.

8. Tag: Ab heute werden die Wunden zwischen den Verbandswechseln zwei Stunden offengelassen. Es entsteht weniger stinkendes Sekret.

Die Wunden kommen »an die Luft«

• Der Kontakt zur Luft unterstützt den lebendigen Aufbau neuen Gewebes (vergleiche: Sauerstoff als Träger des Lebens, Stickstoff als besonderes Element des menschlichen Eiweißes) und dessen Gestaltung (vergleiche die Formung von Wasserdampf/Nebel zu Wolken).[6]

9. Tag: Um die zusätzliche entzündungshemmende und trocknend-adstringierende Wirkung von Zinkoxyd[7] für den Heilungsverlauf nutzbar zu machen, werden die Wundränder mit Calendula-Babycreme* behandelt.

Weitere Wirkungen einer Salbenmischung

• Diese Creme enthält außerdem die schon beschriebene Ringelblume und Kamille, die durch ihre besondere Wärmequalität (vergleiche das blaue ätherische Öl) unter anderem hautberuhigend wirkt.

Ätherische Öle ziehen Blut und damit Wärme und Nährsubstanz an ihren Applikationsort. Das ebenfalls enthaltene Bienenwachs ist eine hüllebildende Wärmesubstanz. Wollwachs, das dem Hautfett des Menschen verwandt ist und sich durch die höchste Wasserbindungskapazität aller natürlichen Fette auszeichnet und nicht die Hautatmung beeinträchtigt, ist auch in all den anderen hier verwendeten Salben enthalten.[7]

Ätherische Öle und Bienenwachs

Durch die Zink-Abdeckung wird in Kauf genommen, dass die Wundumgebung nur sehr schwer zu beurteilen ist (vgl. Bild 5).

Zinkabdeckung

15. Tag: Die Wundumgebung ist doch sehr ausgetrocknet, deswegen wird zunächst ein substanzloses kniehohes Fußbad gemacht und vorübergehend wieder Calendula-Salbe* verwendet.

Fußbad

• Dass Wasser als Träger von Wärme, Licht und Leben therapeutisch eingesetzt werden kann, ist aus anderen Zusammenhängen bekannt (zum Beispiel durch die Kneipp-Wasseranwendungen). Es vereint die besonders für Wundheilungsprozesse wichtigen Prinzipien der Lösung (vergleiche die »Selbstreinigungskraft« der Meere) und Gestaltung (vergleiche seine Oberflächenspannung, die Tropfenbildung und Flussbettentstehung etc.) in sich.[6]

Wasser als Heilmittel

18. Tag: Aufgrund des guten Verlaufs unternehmen wir den Versuch, den Prozess noch zu forcieren.

Fußbad
mit Schlehenzusatz

Morgens nimmt die Patientin jetzt immer ein kniehohes Fußbad mit Prunus-Bad* (Schlehe). Nach der Reinigung der Wunden mit 0,9-prozentiger Kochsalz-Lösung lassen wir sie zwei Stunden trocknen, dann werden die Kohlstücke eingelegt und Calendula-Babycreme* auf die Wundränder aufgebracht.

• Die Schlehe besitzt die ausgezeichnete Fähigkeit, mit Wasser sowohl sparsam – vergleiche die Dornenbildung – als auch großzügig – vergleiche den Fruchtreichtum – umzugehen. Sie blüht im Frühjahr noch vor der Blattbildung und trägt Früchte, die erst nach dem ersten Frost ihre Süße entfalten, was von einer besonderen Spannkraft und Ausdauer zeugt.

Ein Bad mit dem Zusatz des Schlehensaftes wird als wärmend-belebend und umhüllend erlebt, hat eine zusammenziehende, straffende, der Erweichung entgegenwirkende Kraft.

Die Rhythmische Einreibung weckt
harmonisierende Kräfte

Abends erfolgt eine Rhythmische Einreibung der Beine mit Citrus-medica-Salbe* unter Aussparung der offenen Stellen. Der Kohlverband wird im Anschluss an die Nachruhe gemacht.

• Die Rhythmische Einreibung ist eine speziell in der anthroposophisch erweiterten Pflege entwickelte Möglichkeit, im Rahmen einer Substanzauftragung durch eine bewusst geübte Berührungs- und Bewegungsqualität die harmonisierenden Kräfte der menschlichen Organisation aufzurufen. Grundlegend dafür ist das Studium rhythmischer Prozesse und die Übertragung dieser Qualität in eine Pflegebehandlung.

Wirkung der Zitrone

• Die Citrus-medica-Salbe* enthält den Fruchtsaft der Zitrone. Im Vergleich zum ganzen weitverzweigten Baum mit den derben Blättern und den süßen Duft verströmenden Blüten wirkt die Frucht streng geordnet und konzentriert. Der saure Fruchtsaft entsteht durch Einschränkung und Abgrenzung der restlichen Pflanze in Bezug auf das flüssige Element und kann als äußerliche Anwendung im Wundgebiet die Organisation des ausgefallenen Wässrigen unterstützen.

Equisetumtee
(Ackerschachtelhalm)

22. Tag: Seit einem Tag bekommt die Patientin Equisetumtee zu trinken.

• Der Ackerschachtelhalm folgt der klaren Linie des Stengelprinzips, enthält viele Luftröhren und ist sehr rhythmisch gestaltet. Wesentlich ist der hohe Kieselsäuregehalt (40-90 Prozent in der Asche).[9] Die Kieselsäure hängt eng zusammen mit zentripedalen Oberflächengestaltungsprozessen (vergleiche den

Kieselsäuregehalt von Haaren, Nägeln, Federn, Dornen, ...).[6]
So dient sie – auch über die Verabreichung als primär nieren-
stützenden Zinnkrauttee – der Entwicklung der Haut als Hülle
und Grenze.
Am Abend erlebt die Patientin starke Wundschmerzen und
empfindet die Wundumgebung als heiß-entzündlich.

23. Tag: Diese Symptomatik wird rasch gelindert mit zwei-
maliger Auflage eines je zwei Stunden belassenen Quarkwickels
auf beide Unterschenkel, alles andere pausiert für zwei Tage.

Schmerzlinderung
durch Quarkwickel

• Der Quark wirkt kühlend und entzündungshemmend. Dabei
spielen die Verdunstungskälte und der Milchsäuregehalt eine
wesentliche Rolle.
Aufgrund der gestrigen Reaktion (fraglicher Zusammenhang)
trinkt die Patientin ab heute Birkenblättertee.

Birkenblättertee

• Die Birke hat ihre Verhärtungstendenz ganz in die Rinde ge-
schoben, so bleiben die Blätter jugendlich elastisch. Der Tee
(auch bekannt als Frühjahrskur) wirkt stark harnbildend und
soll in unserem Fall die lebendig-plastischen Kräfte stärken, die
bei der Granulation und Epithelisierung von Bedeutung sind.

25. Tag: Die Fußbäder werden fortgesetzt mit milderem Ca-
lendula-Blüten-Tee-Zusatz, ebenso die Citrus-medica-Einrei-
bungen.
• Es wurde schon zuvor beschrieben, dass die Ringelblumen-
blüten ein stark ordnendes Prinzip in sich tragen.

27. Tag: Ein Versuch, mit Varihesive®-Hydrokolloidverbän-
den die Verbandssituation zu vereinfachen, scheitert, weil sich
die Patientin an den aufgeworfenen Blasen der Platten sehr er-
schrickt. Sie drängt auf Fortsetzung der bisherigen Pflegemaß-
nahmen.

Ein gescheiterter
Versuch

28. Tag: Wegen längerer Freizeit des Bezugspflegenden wird
in diesen Tagen ein dritter erfahrener Pfleger um Rat gebeten;
dabei entsteht die Idee, den Equisetumprozess in Form von
feuchten Essenz-Umschlägen zur Geltung zu bringen. Beide
Unterschenkel werden jetzt auch zum Aufstehen elastisch ge-
wickelt.

Feuchte Umschläge
mit Equisetum

Ein Wundabstrich vom heutigen Tag zeigt die Reduzierung der
Keimbesiedlung auf Staphylokokkus aureus – die anderen Erreger sind nicht mehr nachweisbar.

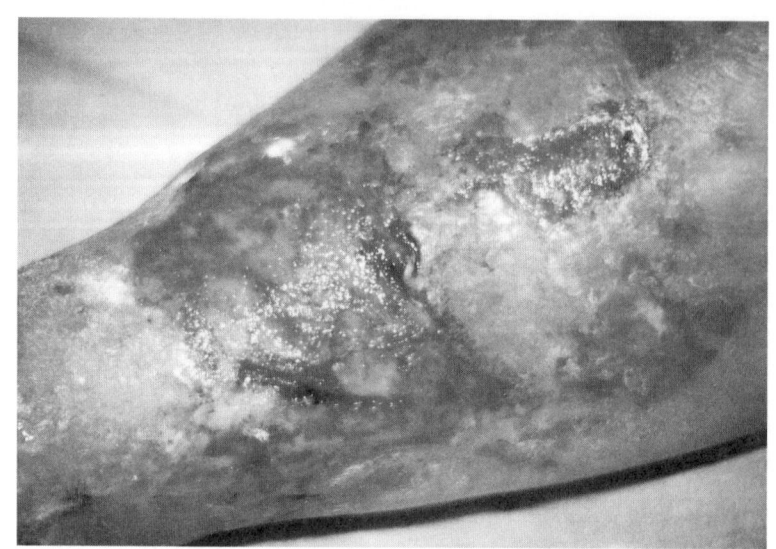

Bild 1
1. Tag

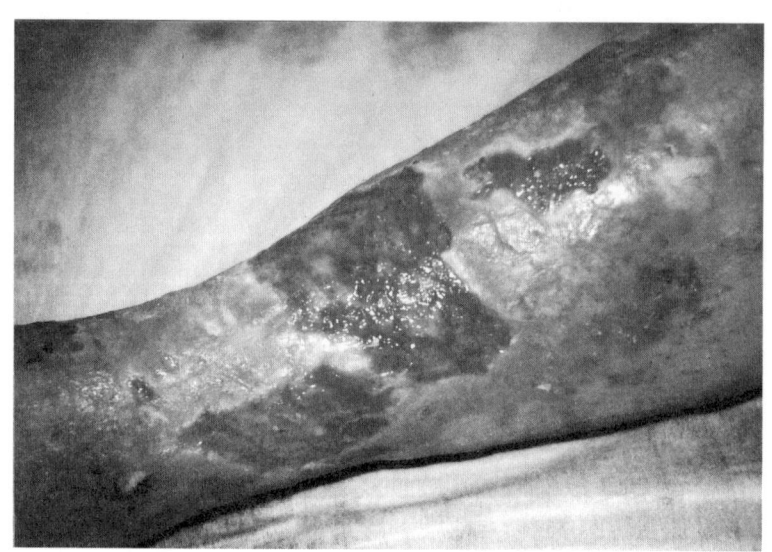

Bild 2
3. Tag

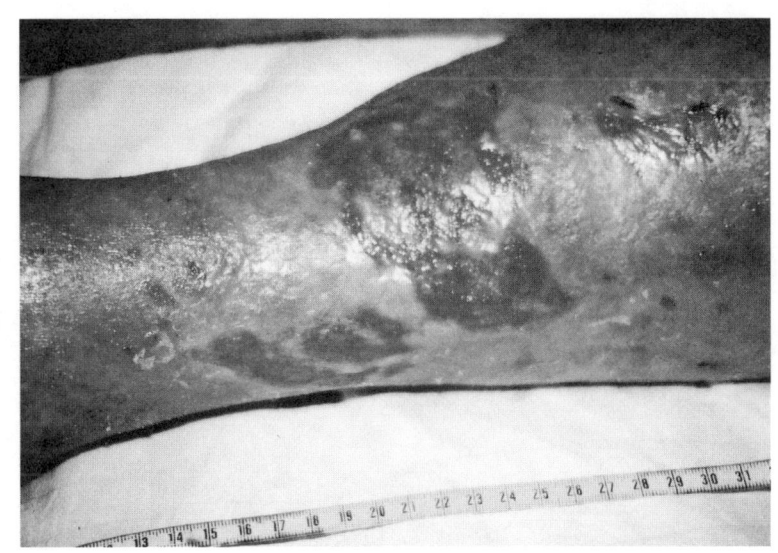

Bild 3
8. Tag

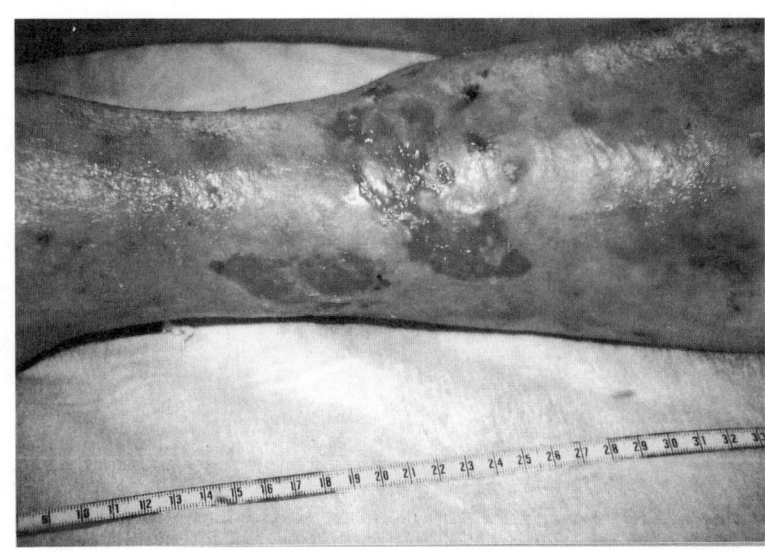

Bild 4
14. Tag

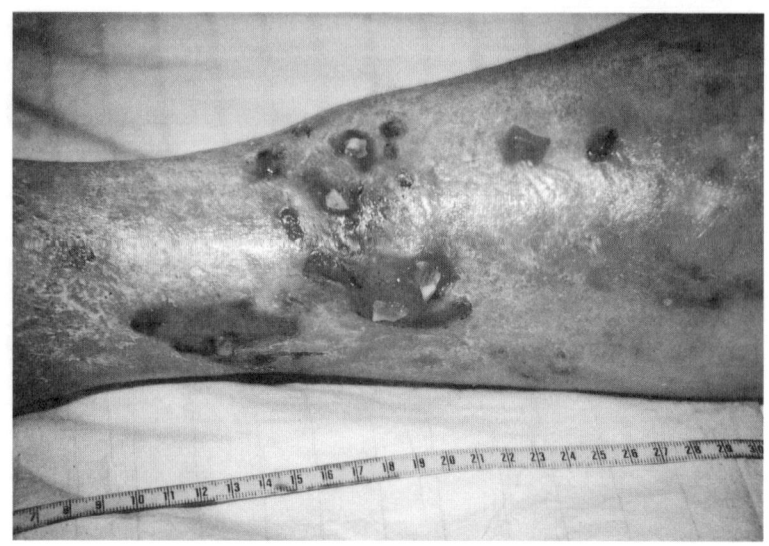

Bild 5
24. Tag

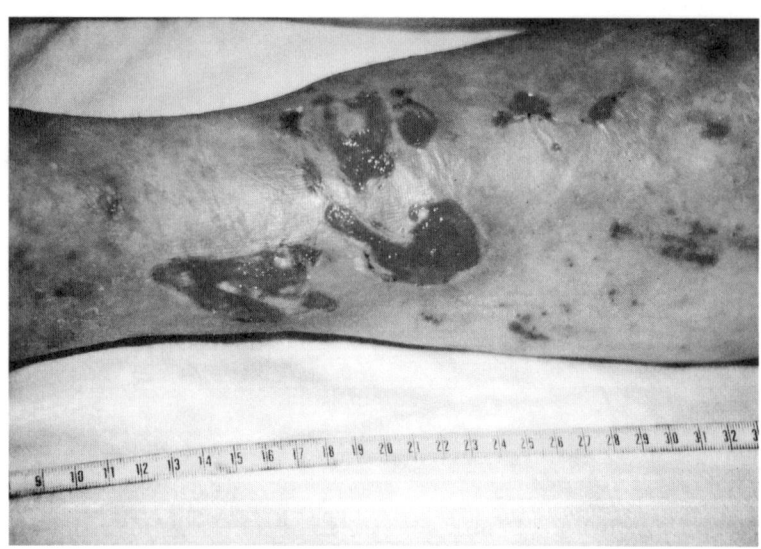

Bild 6
31. Tag

94

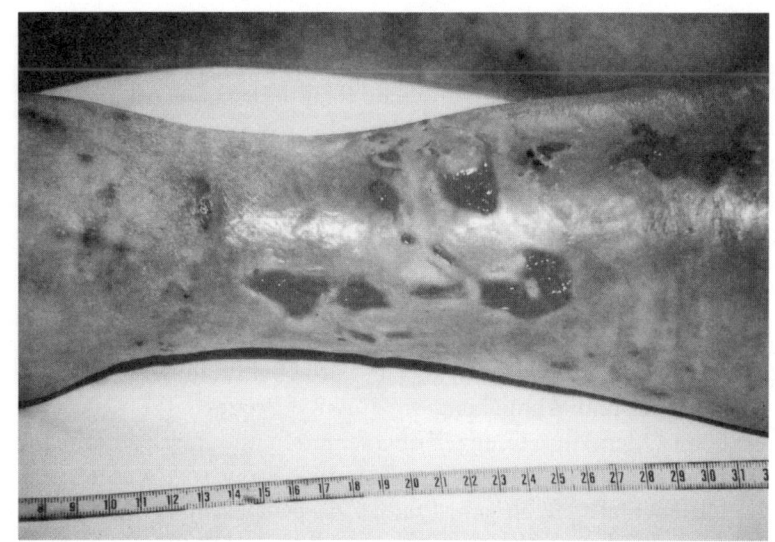

Bild 7
42. Tag

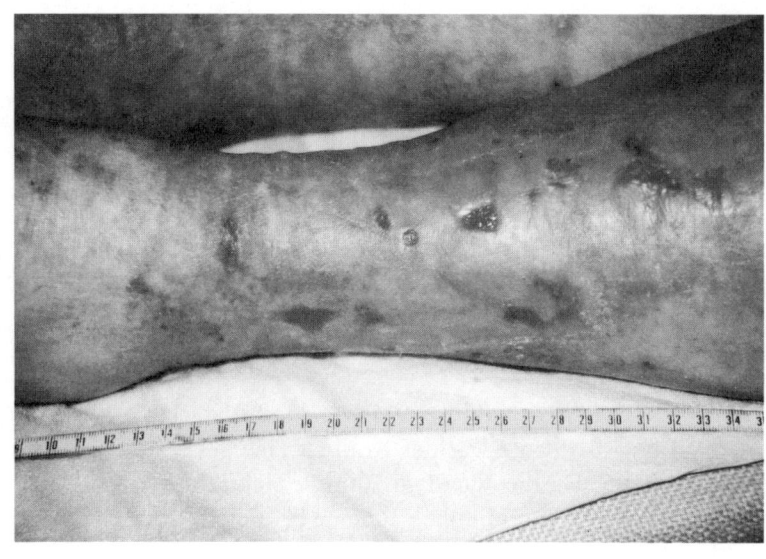

Bild 8
49. Tag

31. Tag: Eine Umstellung der Equisetum-Essenz*-Verbände auf Salbenkompressen ist vermutlich der Grund für eine erneute vorübergehende entzündliche Reaktion.

Wechsel der Salbe bei Stagnation

35. Tag: Wegen Stagnation des Verlaufs benutzen wir zur Beineinreibung ab heute Wecesin®-Salbe*. Diese enthält außer dem schon beschriebenen Calendulakraut noch Quarz (vergleiche die klare Bergkristallstruktur), Arnika, Echinacea purpurea (= Igelkopf/Sonnenhut) und Stibium (= Antimon) in einer besonderen Zubereitung.

Arnika

• Die Arnika ist bekannt als Heilmittel bei Prellungen, Verstauchungen und Ähnlichem, wo flüssige Prozesse (zum Beispiel beim Ödem) ihre Grenzen überschreiten und durch gestaltende Kräfte die Wiederherstellung der Form angeregt werden soll. Die ebenfalls kieselreiche Pflanze, deren Rhizom dem Bild einer Wirbelsäule mit den austretenden Nerven ähnelt, unterstützt die Nerven-Sinnes-Funktion der Haut.[5]

Echinacea

• Echinacea-Präparate werden bei allen Prozessen eingesetzt, die als entzündlich-fiebrige Komplikationen auftreten – nicht im Sinne eines Antibiotikums oder Antiseptikums, sondern zur Steigerung der Abwehrkraft. Die Pflanze selbst zeigt eine auffällig beherrschte vegetative Kraft, jedoch immer nah an der Grenze zum Erstarren.[5]

Stibium

• Stibium zeigt eine strahlige, feinfaserige Struktur, wirkt jugendlich »spritzig«, sieht aus wie Raureif und hat eine ebenso besondere Affinität zur Luft und Wärme. (Raureif entsteht ja in einer plötzlichen Verdichtung von Nebel ins Feste mit Überspringen der flüssigen Phase). Therapeutisch wird es eingesetzt als strukturierender Gegenspieler ungestalteter Eiweißprozesse, wo die »Geschlossenheit der menschlichen Persönlichkeit in Gefahr ist«.[6]

Ein Wagnis nach Verbesserung der Wundverhältnisse führt zur Verschlechterung

39. Tag: Bis heute war der Kohl als einziges Mittel konstant im Einsatz. Da die Wundverhältnisse sich sehr verbessert haben, wagen wir im Hinblick auf eine baldige Entlassung wieder den Versuch, die Verbände durch Einsatz von Varihesive®-Hydrokolloidverbänden soweit zu vereinfachen, dass die Patientin die Wundversorgung alleine fortsetzen könnte. Die knienahe Wundstelle wird versuchsweise weder mit Kohl noch mit Varihesive® versorgt, sondern mit Quercus-Essenz* (= Eichenrinde) gegerbt. Eine deutliche Verschlechterung ist die Folge (vgl. Bild 7).

• Die Eichenrinde strahlt eine starke Erdigkeit aus. Vermutlich kam sie hier zu früh zum Einsatz und hatte so eine eher nekrotisierende Wirkung. Eichenrinde ist bei ganz oberflächlichen Wunden ein hervorragendes Mittel, die Festigung der Epidermis zu unterstützen.

Zu früher Einsatz von Eichenrinde

42. Tag: Die Patientin wird entlassen, versorgt ihre Beine selbstständig mit Hydrokolloidverbänden weiter.

49. Tag: Eine ambulante Kontrolle der Wundverhältnisse zeigt einen weiterhin positiven Verlauf, die Ulcera sind fast geschlossen.

Positiver Verlauf nach Entlassung

Ergänzende Therapie

Allgemein unterstützend wurde während der ganzen Zeit versucht, die träge Ausscheidungslage in Gang zu bringen (Lactulose, Tees, Solidago-Dilution) und die Kreislauf- und Gefäßsituation zu stützen (Hamamelis-Tabletten*, Scilla-Dilution*, Oleum-Strophanti-forte-Kapseln*, Venalot-depot®-Kapseln, Miroton-forte®-Dragées, Dytide-H®-Tabletten).

Medikamentöse Begleitbehandlung

Ab der 3. Woche kamen als begleitende Therapien Krankengymnastik (Hilfestellung für die richtige Haltung und Bewegung in Bezug auf die beruflich bedingte, vornehmlich stehende und Schreibtisch-Arbeit) und Rhythmische Massage nach M. Hauschka im täglichen Wechsel hinzu. Die Patientin selbst hatte sich einige heileurythmische Übungshinweise gewünscht, die mit ihr noch in den letzten anderthalb Wochen ihres Aufenthaltes erarbeitet wurden. (Im Vergleich zur Krankengymnastik, bei der die Dynamik und Statik des Körpers entwickelt wird, soll in der Eurythmie die Beteiligung von Leib, Seele und Geist an der Bewegung erlebt und geübt werden, was sich belebend auf einen verstockten Organismus auswirken kann.)

Krankengymnastik und Rhythmische Massage

Heileurythmie

Rhythmische »Einbrüche«

Während des stationären Aufenthaltes traten fünfmal etwa im Abstand von einer Woche überraschende Entzündungsreaktionen auf, die im Rückblick weniger mit bestimmten Substanzwirkungen (z.B. Allergie) zusammenzuhängen scheinen, als vielmehr eine positiv zu wertende Reaktion des Organismus darstellen auf die »Wiederbelebung« seiner selbstheilenden Instanzen.

Entzündungsreaktionen

Das pflegerische Element

Idee und Wirksamkeit
einer Pflegebehandlung
ist immer individuell!

Eine solche Darstellung lässt vieles sehr schematisch erscheinen. Es liegt mir viel daran zu betonen, dass bei einem anderen Menschen die Pflege und Therapie hätte ganz anders verlaufen können. Dieselben Substanzen können für verschiedene Symptome Verwendung finden, dieselben Krankheitserscheinungen können mit verschiedensten Mitteln behandelt werden; und dafür ist nicht nur maßgebend, wer oder wie der Patient ist, sondern – und das ist für mich ein ganz wichtiges Erlebnis – wer die Pflegeperson ist, mit welchen Pflanzen, Substanzen, Anwendungsmöglichkeiten diese sich auseinandergesetzt hat und welche Beziehung sie sich dadurch errungen hat zu »ihrer« pflegerisch-therapeutischen Maßnahme.

Das Wissen mag dasselbe sein, die Idee und die Wirksamkeit einer Pflegebehandlung bleiben individuell!

»Wir üben soviel Heilkunst aus, als wir dem toten Wissen das Lebendige abringen und das Heilen zu einer eigenen schöpferischen Tat machen« (M. Hauschka).[10]

Keine »Raparatur«,
sondern aufmerksame
Begleitung
des Geschehens

Wieder wurde mir im Reflektieren klar, dass es auch bei der Wundversorgung nicht um ein Reparieren-Wollen geht, sondern um die Begleitung des Geschehens mit Aufmerksamkeit.

Immer, wenn diese innere Haltung bei uns verlorenging (durch Ausfall der festen Bezugspersonen, belastende Situationen im Pflegeteam) oder auch bei der Patientin selbst (Stress durch Druck von Seiten der Familie und des Arbeitsumfeldes), war ein deutlicher Einbruch, ja mancher Rückschlag zu beobachten. Rein äußerlich zeigte sich eine solche Phase in einem kaum zu durchschauenden, orientierungslos wirkenden Zuviel verschiedenster Substanzen und Anwendungen, wohingegen eine klare Linie und Kontinuität deutlich bessere Resultate brachte. Dem entspricht die auch von seelischer Seite beeinflusste, rasant-positive Entwicklung zu Beginn (große Hoffnung und Offenheit) und nach Bekanntgabe des Entlassungstermins (Freude und Erleichterung).

»Recht verstandene Pflege ist aufbauendes, begleitendes Handeln, das dem Sein Raum lässt« (L. Juchli).[11]

ANMERKUNGEN

1 Rudolf Steiner im »Landwirtschaftlichen Kurs« GA 327 am 12. Juni
  1924
2 Dornach, 13. August 1914 und Berlin, 1. September 1914
3 R. Steiner in »Allgemeine Menschenkunde«, GA 293, 12. Vortrag
4 Muck, Hermann: Der Kohl in der äußeren Anwendung; Rundbrief
  Ostern 94 vom Verband anthroposophisch orientierter Pflegeberufe
  e. V.
5 Simonis, Dr. med. Werner-Christian: Heilpflanzen; Novalis-Verlag
6 Hauschka, Rudolf: Heilmittellehre; Vittorio Klostermann
7 Poulsson, E.: Lehrbuch der Pharmakologie; Verlag von S. Hirzel,
  Leipzig 1919
8 Hegi, Dr. Gustav: Illustrierte Flora von Mitteleuropa; J. F. Leh-
  manns-Verlag, München
9 Simonis, Dr. med. Werner-Christian: Taschenbuch der Heil- und
  Gewürzkräuter; Vittorio Klostermann
10 Hauschka, Dr. Margarethe: Rhythmische Massage; Margarethe-
  Hauschka-Schule
11 Juchli, Liliane: Sein und Handeln; Rocom

LITERATUR

Carper, Jean: Nahrung ist die beste Medizin. ECON Verlag 1993

Droz, Camille: Von den wunderbaren Heilwirkungen des Kohlblattes. Eigenverlag, Les Geneveys-Sur-Coffrane, 19. Auflage

Füsgen, Ingrid u. Ingo: Chronische Wunden. Quintessenz, München, 1996

Glaser, Hermann: Wundbehandlung in der anthroposophisch-erweiterten Pflege. in: Der Merkurstab. Gesellschaft Anthroposophischer Ärzte in Deutschland, 48. Jahrgang, Heft 4, Juli/August 1995

– Weißkohl und Wirsing als äußere Anwendung. In: Rundbrief für die Mitarbeiter der Medizinischen Sektion am Goetheanum in aller Welt, No. 20/1996 und No. 21/1997

Hauschka, Rudolf: Ernährungslehre. 9. Auflage 1989

– Heilmittellehre. 5. Auflage 1990. Beide: Vittorio Klostermann

Hegi, Gustav: Illustrierte Flora von Mitteleuropa. J.F. Lehmanns Verlag, München

Pahlow, Mannfried: Das große Buch der Heilpflanzen. Gräfe und Unzer, 1993

Postmes, Dr. Theo: Honig und Wundheilung. Altera Verlag, Bremen 1997

Poulsson, E.: Lehrbuch der Pharmakologie. Verlag von S. Hirzel, Leipzig 1919

Simonis, Werner-Chr.: Heilpflanzen. Novalis Verlag, 1981

– Taschenbuch der Heil- und Gewürzkräuter. Vittorio Klostermann, 6. Auflage 1981

Steiner, Rudolf: »Das Geheimnis der Wunde», sogenannter Samariterkurs, 13.-16. August 1914. In: Beiträge zur Rudolf Steiner Gesamtausgabe, Ostern 1992; Rudolf Steiner-Nachlassverwaltung

– Grundlegendes für eine Erweiterung der Heilkunst. GA 27, TB 701, 1991

– Geisteswissenschaft und Medizin. GA 312, TB 677, 1990

– Landwirtschaftlicher Kurs. GA 327, TB 640, 1989; alle: Rudolf Steiner Verlag

Chemie in Lebensmitteln. Zweitausendeins 1982

Das Filderkraut; 10. Band der Filderstädter Schriftenreihe bzw. 2. Band der Veröffentlichungen des Stadtarchivs Leinfelden-Echterdingen, 1995

Ada van der Star

Schöpferisch pflegen

Ein Beitrag aus anthroposophischer Perspektive

264 Seiten, 20 Zeichnungen, kt.

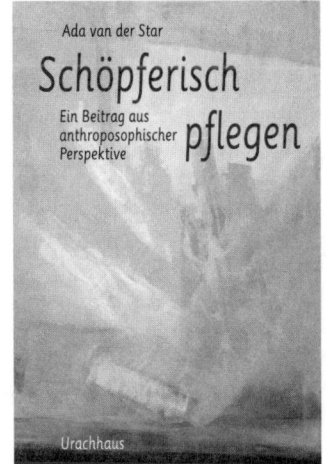

Werden die Handreichungen beim Waschen, Einreiben und Durchbewegen eines bettlägerigen Menschen nicht rein zweckmäßig zur Reinigung und Intakthaltung des Körpers betrachtet, können sie zu einem Kommunikationsmittel werden, das die Brücke zum Seelischen und Geistigen des Kranken bildet. Sehr viel hängt dabei von Geistesgegenwart, Urteilskraft und Geschick des Pflegenden ab.

Die Anschauung der vier Wesensglieder des Menschen, wie sie in der anthroposophischen Menschenkunde gegeben ist, erweist sich bei der Pflege als außerordentlich brauchbare Orientierung. Sie wird in gut allgemeinverständlicher Weise und praxisbezogen an Beispielen dargelegt, um eine Basis für alle zu schaffen, die sich um eine ganzheitliche Qualität in der Pflege bemühen.

URACHHAUS

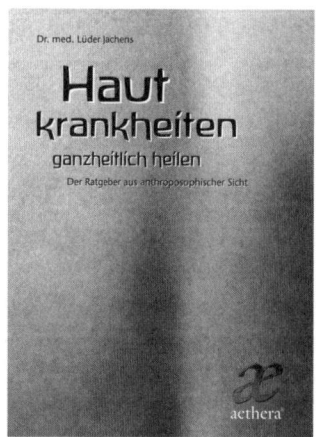

Dr. med. Lüder Jachens

Hautkrankheiten ganzheitlich heilen

Der Ratgeber
aus anthroposophischer Sicht

198 Seiten, mit zahlreichen
Abbildungen, kartoniert

Dieser Ratgeber zu Hautkrankheiten zeigt vom Standpunkt der anthroposophisch erweiterten Medizin, welche Art von Selbstmedikation möglich und welche Behandlung durch den Arzt nötig ist.

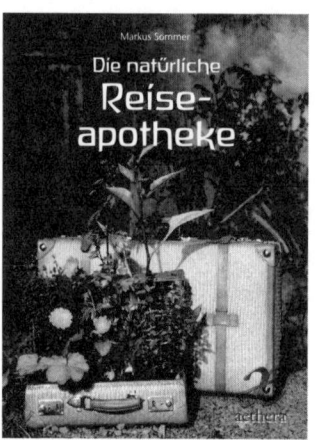

Markus Sommer

Die natürliche Reiseapotheke

104 Seiten, mit zahlreichen
Abbildungen, kartoniert

Wer Naturheilmittel schätzt, wird auch auf Reisen nicht darauf verzichten wollen. Die anthroposophische Medizin bietet viele bewährte Präparate, mit denen man die meisten Krankheiten, die unterwegs auftreten, vermeiden oder wirksam behandeln kann, soweit dies durch Selbstmedikation möglich ist.

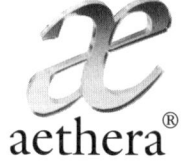

aethera®

Markus Sommer

Grippe und Erkältungen natürlich heilen

Vorbeugen – behandeln – auskurieren

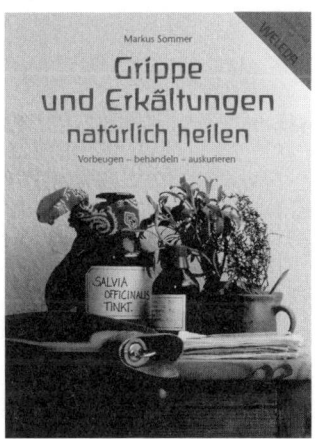

ca. 140 Seiten, kartoniert

Nicht jede Erkältung muss den Keim einer Grippe in sich tragen, insbesondere dann, wenn sie mit den rechten Mitteln auskuriert wird. Aber auch das Durchmachen von Grippeerkrankungen selbst hat, neben den offenkundigen Gefahren, durchaus positive Seiten, die sich z.B. in einer verringerten Gefährdung gegenüber Krebserkrankungen niederschlagen.

Markus Sommer stellt dar, welche inneren und äußeren Faktoren die Grippe begünstigen und was man zur Vorbeugung tun kann. Ist eine Grippeschutzimpfung sinnvoll oder gibt es auch Gründe, die dagegen sprechen? Wo liegen die Grenzen der Selbstmedikation? Welche Krankheitsbilder von Grippe und Erkältungen gibt es überhaupt? Welche Komplikationen können auftreten? Welche medikamentöse und nichtmedikamentöse Behandlungsmöglichkeiten gibt es? Wo liegen die prinzipiellen Unterschiede zwischen Schulmedizin, Homöopathie und anthroposophischer Medizin in der Behandlung der Grippe?

Die Antworten auf all diese und viele weitere Fragen finden Sie in diesem ersten anthroposophisch orientierten Ratgeber zu diesem Thema.

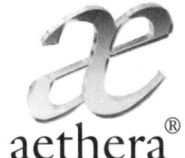

aethera®